新型コロナ
ワクチンよりも大切なこと

はじめに――「ワクチンさえ打てば大丈夫」の期待が高まるなかで

新型コロナウイルスの「感染拡大」が連日伝えられるなか、ワクチンへの効果と期待が高まっています。日本では、２０２１年の2月から医療従事者への接種が始まり、4月からは65歳以上（令和3年度中に達する人も含む）の高齢者など、そして、6月からはそれら以外の人への接種も始まりました。

ワクチンの「有効率95％」という「効果」が強調して伝えられるなか、「ワクチンさえ打てば、もう大丈夫」という意識が広がっています。

本当にそうなのでしょうか。私の考えは違います。


新型コロナウイルスのワクチンは従来にはない、まったく新しいタイプのワクチンであり、

「どの程度効くのか？」

「どのくらい効果が続くのか？」

「変異株に対応できるのか？」

さらには、打ったあとに出る副作用、とくに何年もたってから表れてくる影響など、ほと

んどまったくわかっていない状態です。つまり、「何がおこっても、おかしくないワクチン」と、言っていいのです。

あくまでも接種は任意であり、希望する人だけが打つものです。しかし、仕事や立場上、打つにあたって、不安がぬぐいきれないまま受けている人がとても多いと感じています。

そこで、新型コロナワクチンに関し、

「接種の必要性」
「ワクチンの効果、副作用」
「ワクチンと自然感染との違い」
「ヒトの遺伝子に与える影響」
「ワクチンと変異株との関係」

など、ワクチンの役割やワクチンに頼らない暮らし方を含め、打つかどうかを考えるときに必要な、現時点での情報を総合的にまとめました。

新型コロナは今後もなくならない

対策を考えるうえでまず大事なことは、「新型コロナウイルスは今後どのような対策をしても、なくならない」ということです。2021年4月、3回目の緊急事態宣言となった東京や、その後の日本では、「感染の第4波」と伝えられましたが、こうした流行は、今後もくり返すこととなるでしょう。2021年8月の日本では、すでに第5波を迎えていますし、第6波や、その次の波もくるということです。これは、今後ワクチン接種が、どれだけ浸透したとしても避けられないでしょう。インフルエンザワクチンを毎年のように打っても、インフルエンザは流行をくり返してきたことと同じです。これらは根本的な対策ではないからです。たとえ流行が下火になり、極端な話、日本では「ゼロコロナ」になったとしても、海外との往来を続けることでまた広がります。そして次々と変異株が出現し、やがては別のウイルスとして登場してくると思います。つまり、新型コロナウイルスはこれからもなくなりません。では、私たちは何をすべきか――です。

コロナ後にとった対策は「他者軸」頼り

私は、感染症に対する対策には、「他者軸の対策」と「自己軸の対策」とがあると説明しています。まず、「他者」と「自己」とについて簡単に説明します。他者とは、自分の外にあるもの、つまり、自分以外のすべてになります。他人も、人間以外の生物もウイルスも、物質も宇宙も他者になります。対して、自己とは自分のことです。自分の内にあるものです。

他者軸の対策とは、「自分の外をなんとかする」という対策になります。新型コロナウイルスで説明すると、自分の外にウイルスという「自分に害をなす敵がいる」と考えます。ですから、まずは、ウイルス自体に感染しない対策となります。

手洗い、うがい、マスク、消毒、三密を避ける、ソーシャルディスタンス、ステイホーム、行動制限、イベントの中止、そして、ワクチン接種……です。

次に、感染を防ぐことができずに感染してしまったら、今度は医療機関に頼りながら、自分以外の力で、入ってしまったウイルスから、薬の使用や医療機器の力で回復する方法を考えます。

私たちがこれまでくり返してきた新型コロナウイルスへの対応策は、他者軸に頼った防御策です。しかし、どんなに他者軸の対策をしても、新型コロナウイルスはなくなりません。ですから、これらを長期間続けると個人も社会も疲弊します。根本的な対策ではないのです。

「自己軸」での対策こそが根本的なもの

これに対して、自己軸の対策とは、自分自身の内なる力を高める対策になります。つまり、自分自身の免疫力、抵抗力、解毒力を高めることです。

自然な免疫力とは、そもそも身のまわりにある菌（微生物）とふれ合うことで育まれます。

常在菌は私たちの体の内外のいたるところに存在する微生物（細菌）ですが、通常、病原性はありません。むしろそれらが叢《そう》となり関係し合うことで、体の免疫力をコントロールしています。その代表的なものは腸管の中に存在する常在菌で、いわゆる腸内細菌です。

しかし、新型コロナウイルスの感染流行とともに、私たちは、マスクをつけ、ソーシャルディスタンスなど、人とのふれ合いを減らし、何もかも消毒し、外出自体を減らすような生活を続けています。つまり、健康の要である微生物との接触自体を激減させているのです。

新型コロナウイルスは現状をきちんと分析すれば、徹底して感染することを避けなければならないようなウイルスではないことがわかります。

「感染するのは悪いこと」

「社会に迷惑をかけている」

という考え方が、人々の自由な活動を狭め、精神的にも追いつめています。

同じ新型コロナウイルスを同じようにもらっても、なんの症状も出ない人から、亡くなる人まで大きな違いがあるということは、これらはウイルス側ではなく、ウイルスをもらった側の問題なのです。

ウイルスをもらっても、「感染するのか？」「発症するのか？」「重症化するのか？」「後遺症が出るのか？」「死亡するのか？」——などは、すべて、ウイルス（他者）ではなく自分の免疫（自己）が決めています。

ですから、内なる力（自己軸）を高めることこそが、本来の根本的な対策です。そして、自己軸の対策は、自分も、他人も、経済も、微生物にも、環境にも、すべてがよくなる対策なのです。

感染流行を機に、自分の内なる力を見つめ直す

２０２０年６月、私は『感染を恐れない暮らし方　新型コロナからあなたと家族を守る医食住50の工夫』（講談社ビーシー／講談社）という本を出しました。免疫力をつかさどる要とも言える腸内細菌の働きを高める暮らし方を、おもに食生活の視点から紹介したものです。

じつは、私たちが根本的に行うべきことは、とてもシンプルです。

最大の対策は普段から免疫力、抵抗力を上げておくことに尽きます。すべては腸内細菌を元気にする生活に集約されるのですが、たとえば食生活では、以下のようなことを大切にしたいものです。

◉水分をよくとる（食事以外のときに）

●よい塩をとる（ミネラルが多い天日干しの海塩がいいでしょう）
●食べすぎない
●地産地消で旬のものをとる
●化学調味料、食品添加物、遺伝子組み換えのもの、放射性物質など、不自然な食品を極力とらない
●砂糖、牛乳、小麦、油もの全般を控える
●食物繊維をとる
●発酵食品をとる
●よく噛む

要は、自然に沿った暮らしをすることが、新型コロナウイルスだけでなく、あらゆる病気を遠ざけることにつながるのです。

今回の本はその続編です。ワクチンという外の力＝他者軸に頼るのではなく、自己の内面の力＝自己軸から感染を遠ざける暮らし方、感染を恐れない生き方を、心と体の両面から提案していきます。

もしあなたが新型コロナウイルスに感染し、発症したとしても、重症化しないためには、

あらゆる病気のもととなる生活習慣病＝高血圧症、糖尿病、高コレステロール血症などにならないことです。仮にこれらの生活習慣病になったとしたら、生活を見直すことも大切です。そうした基礎疾患を遠ざける暮らし方とともに、私の考える新型コロナウイルスと共生する生き方をお伝えしようと思います。

新型コロナウイルス感染症も含めた、あらゆる病気の本当の原因は、自分自身にあります。新型コロナウイルスの感染流行は、そうした内なる力を見つめ直すきっかけでもあるのです。

本間真二郎

新型コロナ　ワクチンよりも大切なこと　目次

第1章　新型コロナの感染流行で私たちが見過ごしてきたこと

第2章 ワクチンを打つということ

第3章　新型コロナと免疫力

第4章 不自然な生活をあらためて自然治癒力を引き出す

第1章

新型コロナの感染流行で私たちが見過ごしてきたこと

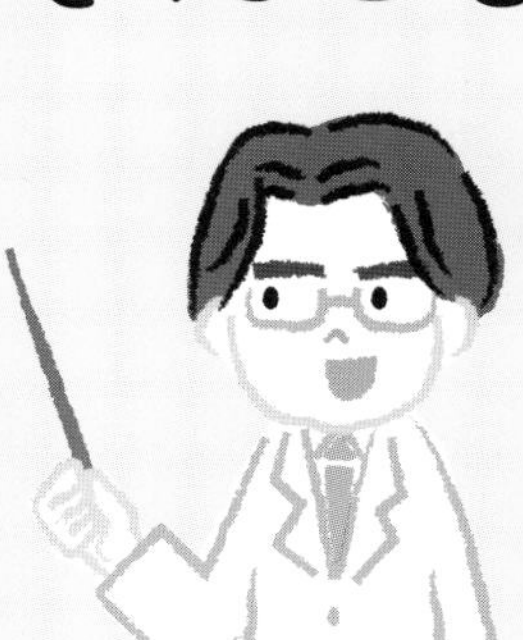

日本の陽性者は100万人を突破し、死亡者も1万5000人超……。新型コロナ、2年目の「実像」と、見過ごしてきた「5つの誤解」

新型コロナウイルスは2019年の12月頃に中国の湖北省武漢市で出現したとされていますが、医学的には、「SARS《サーズ》－CoV－2＝SARSコロナウイルス2」と呼ばれています。

この新型コロナウイルスによる感染症、つまり感染によりおこる病気を「新型コロナウイルス感染症」（COVID－19）と言います。

インフルエンザでいうと、ウイルスの名前が「インフルエンザウイルス」、それによりおこる病気を「インフルエンザ感染症」と呼んでいるのと同様です。

新型コロナウイルスの起源に関して、インターネットなどでは「人為的につくられた」という説など、さまざまな情報も流れ、議論を呼んでいます。問題を追求することはとても大切ですが、実際におきていることに対して、どのように対処していくかがまずは大切だと私は考えています。

日本では、2020年2月、横浜港に入港したクルーズ船での集団感染がおき、屋形船や飲食店での集団感染が広がるなか、4月には7都府県に緊急事態宣言が発出され、その後、対象地域は全国に拡大しました。当時、私はフェイスブックや自分のブログに、公表された感染状況から第一印象を書いてきました。状況がやや落ち着いてきた2020年6月に出版した著書『感染を恐れない暮らし方　新型コロナからあなたと家族を守る医食住50の工夫』では、このように記しました。


1＝感染力が強い。

2＝ほとんどの人は、このウイルスに対する免疫をもたない。

3＝1、2のため、世界的に広がっている。

4＝全体の致命率（死亡率）は、0・1〜3％ほどと思われる（国、地域により異なり、医療崩壊がおこらなければになる）。

5＝通常の健康な人にとっては、症状の強い風邪程度の感染症である。

6＝免疫力、抵抗力にリスクがある人は感染率、致命率（死亡率）ともにとても高くなる。

7＝小児（20歳未満）では患者数、致命率（死亡率）ともにとても低い。

8＝一般の病院や診療所では、新型コロナウイルスの診断を確定できない（検査法がない）。

9＝今後、日本での市中感染の拡大（つまり流行）を防ぐことは不可能。

10＝正しい知識と理解をもって適切な対策、行動をおこすことが必要。

これらのうち、2の「ほとんどの人は、このウイルスに対する免疫をもたない」という点に関しては、結論は出ていませんが、現時点では新型コロナウイルス自体は、おそらく新しく登場したウイルスで間違いないと思います。

風邪などの症状をおこすコロナウイルス自体は以前からあり、人に感染するコロナウイルスの仲間がこれまでに6種類知られています。これらに感染した経験があると、今回の新型コロナウイルスに対しても免疫の記憶により、免疫（交差免疫と言います）が働くと考えてもいいので、人類のすべてが、新型コロナウイルスに対する免疫がまったくないわけではないと考えています。

そして、のちほど説明いたしますが、欧米とアジア諸国での致命率（死亡率）が大きく違う最大の理由が、この免疫の記憶の有無によると思われます。

また、8の「一般の病院や診療所では、新型コロナウイルスの診断を確定できない（検査法がない）」については、現在では一般の病院でもPCR検査、抗体検査、抗原検査などが可能になっているところもあります。これらは、日本での新型コロナウイルス感染症が報告され始めたごく初期（2020年2月）の段階でまとめたものでしたが、ウイルスの特徴としては大きな見解の変更はありません。

行動制限や活動制限の根拠が揺らいでいる

それから1年半ほどが経過した現在（２０２１年9月）、あきらかになっている新型コロナウイルス感染症の特徴をあらためてまとめておきます。

- **無症状者（不顕性感染者）が多い**
- **通常の健康な人にとっては症状の強い風邪程度である**
- **高齢者とハイリスク者は死亡することがある**
- **20歳未満の死亡は、きわめてまれである（２０２１年9月8日現在、死亡報告１人）**
- **致命率（死亡率）、死亡者数とも、国により大きな違いがある**
- **変異株出現による極端な致命率（死亡率）の上昇はない**

また、現時点ではっきりしていない情報は次のことなどがあげられます。

- **無症状者もウイルスを排出している……**
- **症状が出る前から、ウイルスを排出している……**

これらは当初、新型コロナウイルスの「特徴」として強調され伝えられました。リスクが少ないとされる人たちにも「行動制限や活動の制限を必要とする」という、これらの根拠が今大きく揺らいでいるということは頭に入れておいたほうがいいでしょう。

そして、この本を書いている２０２１年８月26日現在の感染者の状況は次のようになっています（厚生労働省公表「新型コロナウイルス感染症　国内の発生状況」より）。

●陽性者数＝１３６万２８１３人
●退院または療養解除となった者の数　１１１万８４８６人
●死亡者数＝１万５７３７人

陽性者＝感染者ではないというのが私の考えですが、比較上、陽性者数を分母に死亡率を「致命率」として割り出すと、

●致命率＝１・15％

となります。対して、世界じゅうの発生状況は次のとおりです。ＷＨＯ（世界保健機関）がホームページで公表している数字です（２０２１年８月25日現在）。

●世界の陽性者数＝2億1305万725人
●世界の死亡者数＝444万8352人
●世界の致命率＝2・09％

世界じゅうで400万人を超える人々が死にいたっているという現実は大変な事態です。みなさんが心配されるのも十分にわかります。

現在でも、コロナの話題が出ない日はなく、テレビや新聞などの主要なメディアを通じて報道が終日くり返されています。しかし、多くの人々が目にし、判断のよりどころにしているこれらの報道は、ウイルス学研究者の私から見ると、

「とてもかたよった表現になっている」

と感じます。端的に言うと、恐怖をあおるような報道だけが選択的になされており、新型コロナウイルスの全体像をわかりやすく説明し、国民が安心して暮らしていけるような報道はまったくなされていません。

ここからの第1章では、新型コロナウイルス感染症の現状を正確に理解するための、いくつかの重要な点を説明していきます。大きく分けると、次の5つのことになります。

●検査陽性、感染、発症の違い

●ＰＣＲ検査の問題点
●死亡者数の「数」の正確性
●ウイルスの変異、いわゆる変異株についての誤解
●マスクの弊害

医学論文や専門家の意見は、統計のとり方や主観により、かたよりが出ますので、ひとまずおいて、厚生労働省はじめ、公的なオープンデータを使って順に検証していきます。

日々伝えられる「陽性者」と「感染者」の誤解。PCR検査でウイルスが検出されると「陽性」となるが、じつは、そのまま「感染」ということではない

新型コロナウイルスの感染拡大のなかで、私たちは日々メディアを通じて、「感染者数」という言葉を聞いたり目にしたりすると思います。多くの人が接するNHKの新型コロナウイルス報道が、NHKのホームページに「コロナ関連記事全記録」としてまとめられていいます。国内最初の感染（検査陽性＋重症肺炎の発症）が確認されちょうど1年がたったタイミングである、2021年1月以降の記事の見出し概要をいくつかピックアップしてみます。

●2021年1月15日　国内の感染初確認からきょうで1年　収束兆し見えず
●2021年1月27日　世界の感染者　1億人超える
●2021年3月5日　緊急事態宣言発出から8週間　1都3県は感染者数の下げ止まり
●2021年4月5日　インド　新型コロナ　1日の感染者初めて10万人超え
●2021年5月20日　国内感染　新型コロナ　97人死亡　5819人感染確認

ウイルスを研究してきた者として、この報道の仕方には異論があります。というのも、報道される「感染者」とは、ＰＣＲ検査などで陽性が確認された「検査の陽性者」であるからです。「検査の陽性者」を「感染者」としてとらえ、報道されていることがほとんどで、これは非常に重大な問題です。私の結論から申し上げると、「検査の陽性者」＝「感染者」ではありません。報道機関をはじめ、医師や専門家がこのことを指摘しないのはそれ以上に問題と言っていいでしょう。

では、そもそも「検査陽性」とはどのような状態かをまず考えてみましょう。新型コロナウイルス感染症では、ほぼすべての国での検査はＰＣＲ検査によるものがほとんどですので、ここでは「ＰＣＲ検査で陽性となった」ことの意味から説明します。

ＰＣＲ検査でわかるのは、ウイルスが「いる」か「いない」かだけ

ＰＣＲ検査での陽性とは、検査で新型コロナウイルスが検出されたことを意味します。

ＰＣＲ法は何を検出しているのかというと、ウイルス遺伝子（新型コロナウイルスのＲＮＡ）の断片になります。ウイルス遺伝子の断片が見つかったということは、「ウイルスが今いる」、あるいは、「少し前にいた痕跡がある」ということになります。

つまり、ウイルスの断片が残っていれば陽性になるということです。そのうえで、ウイル

スの状態がどうなのかまではわからないのです。ここがポイントです。ＰＣＲ検査で確定できないことはいくつもあるのです。その例を５つ示します。

1＝「ウイルスが生きているか」「死んでいるか」もわからない

ウイルスは「生物」ではないという考え方もあり、正式には「活性がある」と意味ですが、本書では一般にわかりやすいよう「生きている」と表現します。ＰＣＲ検査では、ウイルスが生きていなくても、ウイルス遺伝子の一部が残っていれば陽性になります。

2＝「ウイルスが細胞に感染しているかどうか」もわからない

ＰＣＲ検査では、細胞に感染する前のただ体内に「いる」段階でも陽性になりますし、感染し細胞に侵入したあとの、いずれの場合でも陽性になります。

3＝「感染した人が発症しているかどうか」もわからない

ＰＣＲ検査では、発症していてもしていなくても、ウイルス遺伝子の一部が残っていれば、ウイルスはいることになるので陽性になります。

4＝「陽性者が他人に感染させるかどうか」もわからない

たとえば、体内のウイルスが死んでいて、断片だけが残っている場合は他人に感染することはありません。また、ウイルスが生きていても、その数が少なければ人にうつすことはできません。通常ウイルスが感染するためには、数百～数万以上のウイルス量が必要になります。しかし、ＰＣＲ法は遺伝子を数百万～数億倍に増幅して調べる検査法なので、極端な話、体内に１～数個のウイルスしかいないときでも陽性になる場合があります。

5＝ウイルスが「今、いるのか」「少し前にいたのか」もわからない

一度感染すると、ウイルスの断片は鼻咽頭からは１～２週間、便からは１～２か月も検出されることがあります。これらはあくまで遺伝子の断片です。

感染とは「生きたウイルス」が細胞内に入ること。たとえ気道に入っていたとしても、気道細胞の異物を排除する作用が強ければ、感染にいたらない

いっぽうで、「新型コロナウイルスに感染している」とは、どのような状態かというと、通常は、生きたウイルスが細胞内に入ることを意味します。

新型コロナウイルスは多くの場合、気道から感染します。気道に生きたウイルスがいても、粘膜や粘液、さらにはウイルスを排出する気道細胞の、ブラシのような異物を排除する作用などが強ければ、排除され感染にいたりません。これらは重要な自然免疫の作用のひとつです。補足すると、自然免疫にはさらに白血球などの細胞が関係する免疫もあります。

また、生きたウイルスが細胞内に入り、「感染」したとしても、その後に症状が出るかどうかはわかりません。ウイルスが細胞内に侵入しても、細胞の自浄作用などでウイルスの増殖を阻止する場合があります。また、感染細胞が少ない場合も症状としては出ません。これらの場合は発症しないことになります。

一般には、感染したが症状が出ない場合を「不顕性感染」、感染して症状が出る場合を「顕性感染」と言います。不顕性感染という言葉はよく使われますが、新型コロナウイルスでは、

「ウイルスが気道にいるが感染する前の状態」と「感染して細胞内に入ってからも症状が出ない状態」の両方を不顕性感染とひとくくりにして使われていると思われます。理由は、これらの違いを区別できないからです。

不顕性感染では、通常症状が出ないまま（おもに自然免疫系の働きで）治っていると考えられます。通常の感染症の場合、症状が出ない場合は感染しているかどうかわからないわけですから、病院の受診も検査も薬の服用もしないことになります。

「発症」とは症状を認める状態

それに対して、顕性感染は感染し症状を認める状態を言います。通常の感染症の場合は、この状態で病院を受診し、検査を受けてはじめて「感染している」ことがわかります。

では、新型コロナウイルス感染症の「発症」とはどのような状態でしょうか。新型コロナウイルス感染症が発症するとは、「病気として症状を認めること」を言います。ですから、この顕性感染の状態を発症と言います。当然ですが、発症している人が感染した患者さんとなります。

ウイルスが体内の細胞内に侵入（＝感染）してしまうと、隠れてしまったような状態となり、通常、免疫系はウイルスを見つけることができずにウイルスを排除できません。この感染してから症状を認めるまでの期間を「潜伏期」と言いますが、この間は症状が出ないのです。症状が出るのは、ウイルスが細胞内で増殖し、感染細胞を破壊するか、血液などを介して全身に広がることにより生じます。ですから症状が出ないままウイルスを大量に排出することは常識的にはあまり考えられません。

しかし、今はそのわずかなウイルスに対しても、

「一律に感染対策を徹底する」

という制限を強く課している状況です。精神面でも身体面でも、今後ますます私たちの生活の制限が強くなっていくことを危惧します。

新型コロナウイルスをもらっても発症しないことの意味と、発症しても重症化しないことの意味。ウイルスをもらった側の免疫力によって決まる

私たちは、身のまわりに存在する微生物とつねに接触しているわけですから、ウイルスをもらっても（ウイルスがいても）感染しなければ何も問題はありません。感染しても発症しなければいいのです。さらに、たとえ発症しても、重症化しなければいいのです。

私は前著からくり返して述べていますが、これらを決めているのは、ウイルス自体ではなく、ウイルスをもらった側の免疫力であることも大切な部分です。

現在の日本では、「検査陽性数」＝「感染者数」であり、ときには、「感染者数＝発症数＝患者数」としてひとくくりにされている場合が見られます。ここは今こそ明確に区別して伝える段階にあるのではないでしょうか。

わかりやすいように、花粉症の例をあげて説明しましょう。

たとえば、スギ花粉症アレルギーをもっている人は、スギ花粉が鼻や目の粘膜に入ってきたときに、くしゃみ、鼻水、鼻づまり、目のかゆみなどの症状が出ます。いっぽう、スギ花粉症アレルギーをもっていない人は花粉が入ってきても、なんの症状も出ません。花粉をも

らっていないのではなく、花粉と接触しても症状が出ないのです。

毎年のスギ花粉症の時期には、大量の花粉が空気中を舞います。この期間は、外出など通常の生活をされている人の鼻の粘膜には、症状があろうがなかろうが、まず間違いなく花粉が存在しています。つまり、この状態で新型コロナウイルスの検査のように、鼻に綿棒を入れ、花粉のPCR検査を行えば、ほぼ全員、検査結果は陽性になります。

そのうえで、花粉の検査が陽性でも、症状がなければ決して花粉症とは言いません。つまり、通常の健康な状態であり、病気にはなりません。

症状のない陽性者は「感染者」なのか

しかし、現在の新型コロナウイルスでは、検査により陽性（ウイルスが検出された）となっただけで、まったく症状がなく、たとえ限りなく人にうつす可能性が低くても、すべてを「新型コロナウイルス感染者」として伝えられているのです。花粉症で言えば、健康な人を含めて「全員が病気である」と言っているようなものなのです。

なお、現在、厚生労働省が日々公表しているのは「感染者数」ではなく、「陽性者数」です。同様に東京都が公表しているのも陽性者数となっています。

検査数を増やすことで陽性者数も増えるPCR検査。ウイルスの遺伝子を増幅する回数の指標「Ct値」を限界まで上げている可能性も

次に現在の新型コロナウイルスのPCR検査にもたくさんの問題がありますので、重要な点を指摘しておきます。

●PCR検査数を増やせば増やすだけ、陽性者数も増える

通常のインフルエンザなどほかの感染症では、症状が出なければ病院を受診しませんので検査を受けることもありません。また、検査を受け陽性だからといって、すべての数が保健所などの行政当局に報告されているわけでもありません。

本章の冒頭部分で述べましたが、新型コロナウイルス感染症は不顕性感染といって症状が出ない人の割合が高い感染症です。とくに低年齢層でとても多いとされています。感染症の流行があった場合に、不顕性感染が多い感染症では、

「検査数が少なければ、陽性者数も少なくなる」

「検査数を増やせば陽性者数も増える」

ということになります。

わかりやすい例をあげます。ある地域で新型コロナウイルスの感染流行中、症状の有無にかかわらずにＰＣＲ検査を１００人に行って、そのうちの20人が陽性になったとします。

このとき、同じ地域でもし１０００人に検査を拡大して行うと、２００人ほどが陽性になるのです。つまり、やみくもに検査数を増やせば増やすだけ、「感染者数」と伝えられている陽性者数も増えることになります。これでは、現在の真の感染者数はもちろん、「感染が拡大しているのか、縮小しているのか」

「今までの流行との違いや、ほかの感染症との違いはどうなのか」

などを検討することはできなくなり、本当の流行の実態はまったくわからなくなります。

通常は症状を認めずに検査されない例までもが検査され、しかもそれを「陽性者＝感染者」として報告されているのは、すべての感染症のなかで新型コロナウイルスだけだと言っていいでしょう。

●「Ｃｔ値」を限界まで上げれば、陽性者数も増える

また、別の問題点もあります。遺伝子はとても小さい分子ですので、増幅して量を増やさ

なければ検出することができません。そこで、ウイルス遺伝子の一部を機械で人工的に増幅する検査法がＰＣＲ検査法になります。そのＰＣＲ検査のときに遺伝子を増幅する回数（サイクル数）のことを「Ｃｔ値（Threshold Cycle）」と言います。

増える遺伝子数は1回増幅するたびに、理論上は2倍ずつ増えていきます。1回では2倍ですが、倍々に増えていきますので、回数が多くなるとものすごい数になります。

このＣｔ値や、ほかの検査法は国際的な基準がとくにあるわけではなく、日本では現在、ＰＣＲ検査におけるＣｔ値を「40〜45回」と、最大限にまで上げているとされています。このＣｔ値では、わずか1個のウイルス、しかもその一部の断片だけでも検査結果は「陽性」になってしまうということです。

そして、この場合でも「陽性者数」として報告されているのです。つまり、実態をまったく反映していない検査の陽性者数を感染者数としているのです。

その回数を増やせば増やすほど、わずかのウイルスでも検出しますので、検査の感度は高くなりますが、間違いも多くなります。

ここでいう間違いとは、本来は検出できないほど少ない量のウイルスを拾ってしまったり、ほかのウイルスや生物の遺伝子（私たち人間自身の遺伝子も含みます）を誤って増やしてしまったりすることを言います。

「回数が多いほど、見逃しが少なくてよいのではないか」

と、考える人もいるかもしれませんが、問題はそう単純ではありません。

ウイルスは「いる」だけでは問題にならない

前項では、身近な花粉症を例として説明いたしましたが、ウイルスは「いるだけ」では問題になりません。ウイルスがすでに死んでいる場合もありますし、生きている場合でも、感染して発症するには数万以上、人にうつすにはそれ以上のウイルス数が必要です。

まず、「ウイルスが死んでいる場合」ですが、私が研究していたノロウイルスを例にあげて説明します。

ノロウイルスは下痢や嘔吐など、人に胃腸炎をおこすウイルスの代表です。ノロウイルスに感染すると腸管でウイルスが増えて発症しますが、通常は数日で症状がなくなります。しかし、糞便からのPCR検査では、症状がなくなったあと1か月以上、検査が陽性になる場合があります。もちろん、症状がなくなってから数日以降に検出されるのは「生きたウイルス」でなく、遺伝子の断片が検出されているだけですので、ほかの人に感染する力はありません。ノロウイルスはとても感染力が高いウイルスですが、ほかの人への二次感染を防ぐためには、症状がおさまってから2～3日は自宅で待機して、通園や登校となります。

ウイルスの量が少なければ、他人にはまずうつらない

続いて、「ウイルスが生きている場合」です。たとえウイルスが生きていても、ウイルス量が少なければ、感染しないか、感染しても発症しない、さらには他人にはうつすことはありません。

臨床的に意味のある感染症として検査したいのなら、一般的なウイルスであれば、先に説明したCｔ値は30～35回ほどとするのが適正だと私は思います。

このように多くの問題点を抱えるPCR法が新型コロナウイルスの検査法として、世界で共通して行われているのは、ほかの検査法がないためという点に尽きます。

ただし誤解のないように申し添えると、私はPCR法という技術に問題があると指摘しているわけではありません。その利用の仕方に問題があると言っているのです。PCR法自体は、とてもすぐれた技術であり、現代の分子生物学という生命科学の研究になくてはならないほど重要なものです。

「日本はもっともっとPCR検査の数を増やすべきだ」

「どこでもだれでもが、いつでもPCR検査を受けられるようにしなければならない」

ときおり、そんな意見も聞かれますが、私はまったくそうは思っていません。PCR法を

感染症の診断として用いる場合には注意が必要なのです。

とくに感染者のスクリーニングなど、陽性者が少ない状態で検査を増やすのが問題ですので、本当の陽性者が多いと疑われる集団に限定して検査するのは問題ないのです。実際、今までは、感染症に対してそのように利用されてきたのです。

くり返しになりますが、ＰＣＲ検査とは、無症状の人を含めて、やみくもに検査をするものではなく、医師が診察して、あるいは問診などにより、「新型コロナウイルスの検査が必要」と判断した人（陽性の可能性が高い人）に対して行う検査なのです。「念のため」や、「安心を得るため」の検査ではないのです。

検査よりも暮らし方や食生活を見直す

もう一点、ＰＣＲ検査について逆の視点から補足しておきたいことがあります。「検査陰性」でも絶対に安全とは言えないのが、現在のＰＣＲ検査でもあるのです。

「最初は陰性だったのに、熱が続くので３日後に再度検査したら、陽性となった……」

こうしたコメントがニュースなどでよく聞かれます。

ウイルスをもらってすぐ、あるいは細胞に感染してすぐの状態でウイルスが増えていない場合では、結果は陰性になりやすいのです。また、検査したあとに新たにウイルスをもらっている可能性もありますので、検査が陰性であっても、絶対に安全とは言えません。安全性を高めるためには、定期的にくり返しの検査が必要になりますが、それでも絶対にはなりませんし、費用や煩雑さの問題も生じます。

自費でのＰＣＲ検査を行う専門クリニックも続々登場し、フィットネススタジオなどでは、インストラクター全員にＰＣＲ検査を定期的に行っているところもあるようですが、そもそも新型コロナウイルスは、

「そこまでして絶対にいないことを確認する必要があるウイルスではない」

と私は考えています。どんなに突き詰めても、根本的解決にはつながらず、〝イタチごっこ〟にしかならないからです。そこに精力を注ぐよりも、みずからの暮らし方や食生活を見直し、不自然な日常をひとつずつでも自然に沿った暮らし方にあらためていくことが、自分自身の免疫力や自然治癒力を高めていくことにつながります。それこそが、

「新型コロナウイルスを恐れない根本的、かつ、唯一の方法」

と、私は信じています。

多くの感染症では抗体検査や抗原検査が主流

参考までに、ウイルスの診断法にはＰＣＲ検査のほかに、「抗体検査」や「抗原検査」というものがあります。新型コロナウイルスに限らず、多くの感染症では、通常は抗体検査や抗原検査が主流であり、ＰＣＲ検査はあまり行われないことが多いのです。

では、新型コロナウイルスの場合、これらの検査法の現状はどうなっているでしょうか。ウイルスに感染していたかを調べる抗体検査には、大きく2種類があります。一般の病院の外来などでも簡単に行うことができるのが、簡易検査キットによる抗体検査です。多くの人は、抗体検査と言えば、まずこの検査をイメージされると思います。簡単、迅速に検査できるのですが、検査の感度や正確性があまり高くない検査法なのです。

もうひとつ、保健所や大学などの研究室で行う抗体検査もあります。少し手間がかかるのですが、とても有用です。ただし、あまり利用されていないのが現状です。

次に抗原検査です。ＰＣＲ検査がウイルスの遺伝子を検出するのに対して、こちらは、ウイルス自体（おもにウイルスたんぱく質）を検出します。つまり、「今、感染しているかどうか」が、すぐにわかるとされています。こちらも簡易検査キットがほとんどですが、検査の感度、正確性とも、抗体検査に比べて劣るのが現状で、ＰＣＲ検査のかわりに使えるものではないと思います。気持ちの安心やイベントなどでの対策の一環として、利用されているのが現状です。

日々公表される感染者数に一喜一憂しない。増え続ける死亡者数も「新型コロナウイルス関連死」の可能性がある

ここまで説明したように、日々公表されている新型コロナウイルスの感染者数（検査陽性者数）は、感染流行の実態からかけ離れている可能性があり、この数字で一喜一憂すべきではないのです。

では、新型コロナウイルスの「実像」を理解するには何を指標にするべきでしょうか。

もっともわかりやすいのは、新型コロナウイルスによる死亡者数です。検査陽性者数は検査数や、Ｃｔ値により大きく変わってしまいますが、死亡者数は多くの国できちんと把握されているからです。しかし、この死亡者数にも問題があります。

というのも、死亡時に新型コロナウイルスが検出された場合、基礎疾患の有無、亡くなった状態や直接の死因に関係なく、

「新型コロナウイルスによる死亡」

と、カウントされているのです。

アメリカ・ＣＤＣの報告では「感染死亡６％」

アメリカのＣＤＣ（疾病対策センター）は、

「新型コロナウイルス死亡者のほとんどが、もともとさまざまな基礎疾患をもち、新型コロナウイルスだけで亡くなっている人は、全体の６％ほどである」

と、報告しています。

つまり、現在コロナウイルスの死亡者数として報告され、伝えられている情報は、確実に新型コロナウイルスが原因で亡くなっている人の実数ではなく、

「新型コロナウイルスが関係していたかもしれない死亡……」

すなわち、「新型コロナウイルス関連死」であることに注意してください。

変異株に対する誤解。ウイルスとは日常的に変異し続けるもの。感染力が高いものへ変異しても、重症化度や致命率の上昇と関係しているとは限らない

テレビや新聞など影響力の大きなマスメディアでは、新型コロナウイルスの新しい変異株が見つかるたびに、

「従来のものよりも感染力がはるかに高い」
「増殖能力も高い」
「重症化する可能性が高い」
「自宅における死亡者も増加している」

などという紹介がなされ、さらには、「ワクチンが効かなくなる……」といった観測を伝え、「変異株は本当に恐ろしい」と、国民の不安をあおるような報道が見られます。

みなさんはウイルスの変異や進化というものに、どのようなイメージをおもちでしょうか。

人はわからないことや、知らないことに関しては漠然とした恐怖のようなものを感じますので、ウイルスが「どんどん変異して進化している」という表現には、底知れぬ不安を感じる人も多いのではないでしょうか。

しかし、ウイルスの変異というものは、伝えられているイメージとは異なり、ウイルス学的にはなんら特別なことではありません。ここではウイルスの変異や変異株というものについてわかりやすく説明していきます。

◉ウイルスの変異とはウイルスのもつ遺伝子（体の設計図）の変異である

ウイルスが変異することは、ウイルスの進化と考えていいでしょう。

すべての生物は遺伝子としてDNAをもっていますが、生物と非生物の間とされているウイルスには、遺伝子としてDNAをもつもの（DNAウイルス）と、RNAをもつもの（RNAウイルス）があります。

新型コロナウイルスはRNAウイルスの仲間です。そしてRNAウイルスは、DNAウイルスに比べて、とても変異が速いという特徴があります。

新型コロナウイルスも日々進化し、次々と遺伝子が変化した新しいウイルス（ウイルス株）が登場しています。世界じゅうの研究機関から検出されたこれらの遺伝子が、変異した新型コロナウイルスの新しいウイルス株として、いくつかの国際機関に登録されていきます。これらのデータを見ると、新型コロナウイルスが次々と進化して、世界じゅうに広まっていくのがよくわかります。まず、ヒトなどDNAをもつ生物の遺伝子はほとんど変化しませんが、ウイルスの遺伝子の変異はウイルスにとっては、あたりまえの日常的なことになります。ウイルスが変異した場合に通常見られる変化は、以下のふたつになります。

●変異により性質は「凶悪」になる場合も、「穏やか」になる場合もあるが、通常は大きくは変わらない

●「凶悪なウイルス」は変異すると、おおむね性質がマイルドになる

多くの場合、変異してもそのウイルスとしてのおおまかな性質は、すぐに大きく変わることはありません。たとえば、インフルエンザウイルスはどんなに変異しても、インフルエンザウイルスであり、強い風邪の症状をおこすウイルスです。エボラウイルス（感染者の数人にひとりが死亡する、とても致命率が高いウイルス）や、麻疹《ましん》ウイルス（空気感染するととても強い感染力をもつウイルス）のように、その性質が変わることはないということです。

インフルエンザでは、ひとりの体内で数百種類にも変異

インフルエンザウイルスは変異の速いウイルスの代表です。

どのくらい速いかというと、ひとりの感染した人の体内で、大量に増えると数百種類にも

変異しているほどです。極端な話、ひとりの人に感染して次の人にうつるときには、「すでに違う遺伝子をもつウイルス」になっていることもあるということです。

新型コロナウイルスは遺伝子の修復酵素（変異をもとに戻す酵素）をもちますので、変異のスピードは「インフルエンザウイルスの10分の1ほど」と見られています。それでも15人ほどに感染が広がると、おそらくは1回ほどの頻度でウイルス変異があるのではないかとも考えられています。専門的な表現となりますが、現在、新型コロナウイルスの変異速度は、

「約25塩基／ゲノム／年」

と推定されています。ゲノムとはDNAのすべての遺伝情報です。1年間で約25か所が変異するという意味となりますが、このペースでは、1年間で25か所が変異したとしても、新型コロナウイルスゲノム（SARS－CoV－2ゲノム）の全長（塩基を表す単位で約2万9900bp〈ベースペア＝塩基対〉とされる）の約0・08％であり、この程度の変異では通常ウイルスの性質に大きな変化は表れません。私の研究していたノロウイルスは、ゲノムの約30％（新型コロナウイルスの約350倍強の変異）以上に、変異したウイルスが何百万株も登録されています。そのうえで、これらのノロウイルスの変異株がはげしく凶悪(感染発症で重症化しやすい）になったり、逆に穏やか（感染しても軽症）になったりすることはありません。どこまで変異してもノロウイルスはノロウイルスであり、胃腸炎（下痢や嘔吐、腹痛などの症状が出る）をおこすウイルスのままです。

致命率が高いと、ウイルスも生き残れない

ウイルスによる致命率（死亡率）が高く、すぐに感染した人が亡くなってしまうような「凶悪なウイルス」の場合、ウイルス自身も生きることができなくなります。そのため、たいていの場合、じょじょに「性質」がマイルドになっていく傾向にあります。生き残れなければ、ウイルスにとっても都合が悪いからです。

ですから、多くのウイルスでは変異すると感染力（感染が拡大する力）は高くなるのですが、重症化度（病気自体の重篤度）は低くなることが多いのです。

正確には、ほんのわずかでも感染力が高くなる変異がおこった場合、急速にその株が広まり、感染流行全体に占める割合も高くなるのです。極端な場合にはその後の流行は、その株だけが広がっていきます。感染力が高いことが必ずしも重症化度や致命率（死亡率）の上昇と関係しているとは限りません。

つまり、新型コロナウイルスで今のところ報告されているウイルスの変異は、インフルエンザほど速いペースではなく、新型コロナウイルスのさらに新型が次々と出現するような変異ではありません。ひとつの同じ型のなかで、こまかい変異をしているものがあたりまえに生まれていて、それが数百種類確認されたということなのです。

私は実際、いちばん大きな海外データベースであるドイツの「GISAID」の新型コロナウイルス遺伝子のデータベースを使って、2020年12月の段階で世界じゅうから報告された新型コロナウイルスの全ウイルス（総数18万3422ウイルス）の遺伝子変異を独自に解析してみました。もっとも重要な「凶悪化」の目安である致命率（死亡率）と、その変異が関係するのかどうかを判断するためです。結論はとてもシンプルでした

「現在までに新型コロナウイルスのたくさんの遺伝子変異（いわゆる株）が報告されてきたが、遺伝子（株）の違いにより重症化度、致命率（死亡率）に大きな違いは認められない」

いっぽうで、感染力が高いことが必ずしも重症化度や致命率（死亡率）の上昇と関係しているとは限りません。感染率が高く軽症であれば、極端に感染を防ごうとするより、「自然に感染して免疫がついたほうがいい」

ということにもつながる可能性はあります。

また、これらの解析から、次のことがつかめました。

●変異株の出現により、重症化度に大きな違いはない

●日本を含めたアジア全域では、欧米に比べて致命率（死亡率）が極端に低い

（2020年12月段階では、約50分の1〜1000分の1）

●その背景は、遺伝子変異によるものではない

●また、新型コロナウイルスのなんらかの「軽症型」が先行したためでもない
●今後、海外から変異したウイルスが入ってきても、日本での致命率（死亡率）が欧米のように大きく増加することはおそらくないと推定される

新型コロナウイルスは変異のしやすいRNAウイルスの仲間です。変異により、新しいウイルス株が出現してくるというあたりまえのことが、あたりまえにおきているのであり、新しい変異株が見つかるたびに、ことさら大騒ぎする必要はないと思っています。

日本じゅうのほぼ全員がマスクをしていても いまだに感染流行がおさえられない謎。 どうやらマスクの効果は「あったとしても、わずか……」

「新型コロナの感染流行で私たちが見過ごしてきたこと」の最後に、マスクの弊害についても述べておかなければいけません。

まず、一般的なマスク（不織布マスク）の「穴」のサイズは5㎛（マイクロメートル＝0・001㎜）ほどで、ウイルスのサイズはその50分の1の直径0・1㎛ほどです。常識的に考えても、マスクでウイルスが防げるとは到底考えられません。

実際に、現在の日本では外出している人のほぼ全員がマスクを着用していますが、いまだに感染流行がおさえられず、逆に感染が拡大していることからも、「マスクの効果はさほどない。あったとしても、わずか……」

ということが推定されます。

科学論文でも明確にマスクの感染予防効果を示したものはなく、ほとんどのものは、むしろ効果がないことを示しています。

マスクの感染予防効果の根拠として、日本のスーパーコンピューターを使ったシミュレーション実験をご覧になった人も多いと思います。しかし、これは飛沫についてのひとつの検証結果であり、そもそも飛沫はウイルスではありません。

飛沫の多くは無害と考えられていますし、最近では、新型コロナウイルスの伝播《でんぱ》は、「飛沫ではなく、エアロゾル感染か空気感染が主流……」

という考え方もなされています。エアロゾルは飛沫より、はるかに粒子が小さいのでマスクの効果はさらに期待できません。厚生労働省の2020年3月の見解では、

「感染者であっても8割は他者に感染をさせていない」

としています。無症状感染者からの二次感染にも科学的な根拠はなく、現在では、「ないか、あっても非常にまれ」と考えられています。ですからマスクは、

「症状を認める人が、飛沫の拡散を防ぐために自主的にするもの」

なのです。私の考えでは、無症状の人はつける必要はありません。つまり通常の吐く息、話す程度では飛沫は拡散しないと考えます。したがって、人に強要することも本来は適さないことです。何よりも、せきなどの風邪症状がある場合は、マスクをつけるよりも通勤や通学しないことを徹底したほうがいいのです。

マスクの健康への悪影響もあきらかに。子どものマスク使用では、身体、行動、学習、情緒のすべてに障害が表れている

マスクには効果がない以上に、健康に多くの悪影響を与えることもあきらかになってきました。より大切なことは、その影響はおとなよりも子どものほうが大きいということです。

２０２０年、子どものマスク使用による健康障害についての大規模な調査の論文が、世界ではじめて発表されています（https://www.researchsquare.com/article/rs-124394/v2）。

これはドイツの論文となりますが、２万５９３０人の子どものデータを集め、マスクの使用には、「身体」「行動」「学習」「情緒」のすべてにわたって、非常に多くの障害（副作用）が表れることが明確に示されています。重要部分を中心に概要をまとめました。

●子どものマスク着用時間の平均は２７０分

じつに4時間半です。年齢の上昇とともに時間も長くなっていました。未就学児（0～6歳）90分ほど、小学生（7～12歳）２４０分ほど、中学生・高校生（13～18歳）３６０分ほど。

●マスクを着用することへの不満は、子どもたちの67・7％が訴えた
●なんらかの副作用は、全体の68％に認められた
●親による、子どもに見られた症状のおもなもの
頻度が多い順では、頭痛53・3％、集中力低下49・5％、不快感42・1％、学習障害38・0％、眠気・疲れ36・5％、圧迫感35・6％、呼吸苦29・7％、めまい26・4％……などとなっています。ほかにも、失神20・7％、遊びたくない17・9％、脱力14・7％、短い意識障害2・2％……など、深刻な症状も見られます。
●行動や情緒面にも表れたおもなもの
多い順に、イライラ・過敏性60・4％、幸せに感じる子どもの減少49・3％、園や学校に行きたくない40・4％……と、とても深刻な内容です。睡眠不良31・1％、落ち着きがない29・2％、不安の発症25・3％などとなっています。

マスク内の二酸化炭素含有量も許容範囲を超え

さらに、ごく最近、子どもに対するマスクの着用によって、マスク内の二酸化炭素含有量が許容範囲をはるかに超えて増加することを示した論文（https://jamanetwork.com/journals/jamapediatrics/fullarticle/2781743）が報告されています。

やはり、ドイツからの報告で、健康な6歳~17歳までの子ども45人にマスクを着用させ、マスク内の二酸化炭素含有量を測定したものです。結果は、マスク着用開始後わずか3分で増えており、マスク内の二酸化炭素濃度の平均は1万3120~1万3910ppmにまで上昇し、最大2万5000ppmほどを記録した子どももいました。

同時に、二酸化炭素含有量の上昇は年齢が低いほど大きいこともわかりました。ドイツ連邦環境庁の野外での二酸化炭素含有量の安全基準は、2000ppm以下とされており、少なく見積もっても〝危険水域〟の6倍以上になります。

この二酸化炭素濃度の上昇による影響としては、頭痛、めまい、吐き気、だるさなどの症状が出たり、昏睡にいたったりすることもあります。このように、マスクの着用は子どもたちの健康に、大きな悪影響を与えているため、「有害」であることがあきらかです。

子どもたちにとっては問題の少ないウイルス

しかも、新型コロナウイルスは子どもたちにとっては限りなく、「風邪のように、格別な問題の少ないウイルス」とも言えることができそうです。たとえば、インフルエンザでは子どもを中心に脳炎・脳症をおこすことがあり、毎年50~200人ほどの子どもたちが、死亡したり、重篤な後遺症が発生したりします。

いっぽうで新型コロナウイルスは、日本ではウイルスが確認されてから1年半以上経過していますが、これだけ毎日報道されているにもかかわらず、20歳未満の重症者や死亡者は、ごくごくわずかです。これは海外でもほぼ同じです。にもかかわらず、マスクを含めた子どもたちへの感染対策が、おとなと同じように徹底されているのです。

感染対策はリスクのある人が、みずからの判断で行う段階へ

感染症で高齢者などのリスクが高い人と低い人がいるということは、問題はウイルス側ではなく、もらった人の問題になります。ウイルスをもらっても、「感染するのか？」「発症するのか？」「重症化するのか？」「後遺症が出るのか？」「死亡するのか？」という経過の違いは、すべてウイルスという外からやってきた問題ではなく、自分の免疫である内なる力＝自己軸の問題なのです。したがって、

「感染対策は、リスクが高い人みずからの判断（これも自己軸）で行うことが基本」

となります。多くの人がそうしているから感染対策をするのではなく、ましてや子どもたちに強制のように徹底させることではありません。

子どもたちにマスクをつけさせるのは、おとなの体面からか

最近よく耳にする言葉があります。
「大切な人を守るためにマスクをつけましょう」
「きょうも一日、マスクをつけてがんばったね……」
何気ない言葉かもしれません。けれど、子どもたちに対して話す適切な言葉ではないと考えています。子どもたちにとっての表現の場である運動会や、地域のイベントなども中止になり、マスクをつけている子どもが、つけていない子どもをいじめるなど、深刻な問題も出てきています。

マスクをつけることによるあきらかな弊害がわかった以上、子どもたちにマスクをつけさせることは、おとなの体面や世間体、ひいてはわが身の保身のために子どもたちを犠牲にしている行為と言っていいでしょう。

子どもはおとなを信用しているのであり、自分でマスクをはずすことはありません。親はまず、みずから手本を示し、正しいことを教えてあげる必要があるのです。

次の第2章でくわしく説明するワクチンのことにも共通しますが、「マスクをつけるのがあたりまえ」「だれにでも、マスクはつけさせる」という同調圧力は、その風潮をとめる人が増えないとなくなりません。人によって考え方は違っていいと思いますが、何よりも、

「未来ある子どもたちにとって、何が大切であるか」

ということを中心に、考える世の中であってほしいと思います。

第2章

ワクチンを打つ ということ

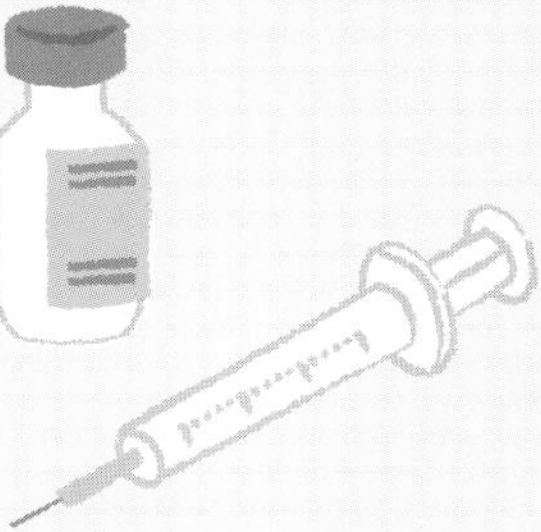

日本で使用が特例承認された3種類のワクチン。海外での臨床試験結果を評価しているため、国内での臨床試験例は200例規模

新型コロナウイルスが登場してから、社会のありようは一変しました。

恒常的にマスクをつけることがあたりまえになり、実際、家から外に出るとほぼ全員がつけています。店や公共の施設に入るときには、アルコールなどにより手指の消毒をし、検温を求められることさえあります。

そして、もっとも重要な変化は、私たちのあらゆる活動に近年なかったほどの大きな制限が課され、日常生活や仕事にも大きな変化がおこったことではないでしょうか。

- ●アクリルやビニールなどによる仕切り
- ●不要不急の外出を避け、移動自体の制限
- ●ソーシャルディスタンス（人と人との間隔をとり、できるだけ接触を避ける）
- ●学校の閉鎖、公共施設の閉鎖
- ●仕事におけるリモートワークの増加

●集会やイベントの中止
●百貨店、ショッピングセンターの休業、営業時間の短縮
●飲食店の休業、飲食時間の制限、酒類の提供中止……

新型コロナウイルスという、これまで経験したことのない感染症に対しては、「あらゆる活動の制限はやむを得ないことで、一致団結してこれに臨まなければならない」という空気になっています。そのような社会全体のムードのなかで、解決の切り札としてワクチンの接種に関心が集まっています。当初に報告された「ワクチンの有効率95％」という「効果」だけが強調して伝えられるなか、「ワクチンさえ打てば、もう大丈夫」「マスクもはずせる。これでもとの生活に戻れる」という意識が広がっています。

本当にそうなのでしょうか。私の考えはまったく違います。「はじめに」でもふれたことですが、ワクチンを打つのは、人工的に新型コロナウイルスに対する免疫力をつけるためです。

あくまでも接種は任意であり、希望する人だけが打つものですが、ワクチンの接種で先行したアメリカやヨーロッパなどでは、そう大きな副作用が伝えられなかったこともあって、ますますワクチンへの期待が高まりつつあります。しかし、それはごく短期的なものであり、

●効果が本当に高いのか
●効果がいつまで続くのか
●変異株にも対応できるのか
●接種後、時間がたってからの副作用の問題は大丈夫なのか……

など、長期的な結果がどうなるのかはまだまったくわかりません。ワクチンにすべてを託すのは、あまりに楽観的すぎることと私は感じています。

現在、日本で承認されている新型コロナウイルスのワクチンは次の3種類です。

●ファイザー社製ワクチン＝2021年2月特例承認

アメリカの大手製薬企業・ファイザー社が、ドイツのバイオ企業・ビオンテック社と共同開発したワクチンで、mRNAワクチンとなります。薬品名は『コミナティ筋注』といい、筋肉注射により2回接種するタイプで、1回目0・3㎖、3週間後に2回目0・3㎖を接種します。有効率は「95・0％」とされています。この有効率は、海外で行われた有効性および安全性に関する試験（第3相試験）での結果で、新型コロナウイルスへの感染が一度もない人の群・3万6523例では有効率95・0％、新型コロナウイルスへの感染を問わない群・4万1337例では有効率94・6%と公表されています。日本での臨床試験は156例で、ほぼ同等の効果が見込めるとされています。

●武田／モデルナ社製ワクチン＝2021年5月特例承認

アメリカのバイオ系製薬企業・モデルナ社が開発し、日本の武田薬品工業が供給するワクチンで、mRNAワクチンとなります。薬品名は『COVID－19ワクチンモデルナ筋注』といい、筋肉注射により2回接種するタイプで、1回目0・5㎖、4週間後に2回目0・5㎖を接種します。有効率は「94・1%」とされています。この有効率も海外で行われた有効性および安全性に関する試験（第3相試験）2万8207例を評価したものです。中間解析2万7817例の評価では、有効率94・5%。日本での臨床試験は200例規模で行われました。

●アストラゼネカ社製ワクチン＝2021年5月特例承認

イギリスの大手製薬企業・アストラゼネカ社が開発したワクチンで、ウイルスベクターワクチンとなります。薬品名は『バキスゼブリア筋注』といい、こちらも筋肉注射により2回接種します。1回目0・5㎖、4週間後以降に2回目0・5㎖を接種します。有効率は「70・42%」とされています。海外で行われた有効性および安全性に関する試験（第

3相試験中間解析）1万1636例を評価したものです。ただし、日本で承認された用量での試験8895例では、有効率62・1％。日本での臨床試験は256例で行われました。ただし、まれに血栓症がおきるとされる海外での副反応報告を勘案し、市区町村をはじめとする公的接種では使用されていませんでしたが、ワクチン不足をきっかけに、40歳以上に限り、2021年8月より使用が可能となりました。

また、2021年5月末には、もう1社のワクチンが承認申請されています。

●ジョンソン・エンド・ジョンソン社製ワクチン＝2021年5月承認申請

アメリカの大手製薬企業・ジョンソン・エンド・ジョンソン社がグループ企業・ヤンセンファーマ社と共同開発したワクチンで、ウイルスベクターワクチンとなります。薬品名は未定で『COVID－19単回投与ワクチン候補』として申請されています。その名のとおり、筋肉注射により1回接種するタイプで、4万3783人が参加した臨床試験では、接種開始後28日以降の中等症から重症の予防効果は全体で66％（アメリカ72％、ラテンアメリカ66％、南アフリカ57％）とされています。保存温度が2〜8度と扱いやすく、アメリカでは薬局でも使用されているとのことです。

新型コロナウイルスのワクチンには、mRNAワクチンと、ウイルスベクターワクチンがあります。これらは、みなさんがこれまでに受けた可能性のあるワクチンとは決定的な違いがあります。日本で使われてきたワクチンは生ワクチンか、不活化ワクチンです。

●生ワクチン

毒性を弱めた生きた病原体からつくられるワクチンです。接種により自然感染に近いメカニズムで免疫力（抗体）を得られますが、まれに感染することがあります。BCG、麻疹風疹混合《ましんふうしんこんごう》ワクチン、水痘《すいとう》（みずぼうそう）、流行性耳下腺炎（おたふく風邪）、ロタウイルスなどのワクチンが代表例です。

●不活化ワクチン

感染力をなくした病原体（不活化）からつくられるワクチンです。免疫をつける力が弱いので、免疫賦活剤（アジュバンド）という免疫を増強する添加物を加えてあります。それでも不十分なので何回かの追加接種が必要になります。ヒブ、4種混合、3種混合、日本脳炎、インフルエンザなどのワクチンが代表例です。

それら従来からのワクチンに対して、新型コロナウイルスの感染予防に開発されたワクチンは、病原体の遺伝子情報や、組み換えられた遺伝子自体を人体に投与する、人類がはじめて使うワクチン（遺伝子ワクチン）になります。

●mRNAワクチン

従来のワクチンと異なる点は、病原体からつくられたものではないという部分です。mRNA（メッセンジャーRNA）というたんぱく質の設計図が入った遺伝物質そのものを投与し、新型コロナウイルスが細胞に感染する際につくられるたんぱく質（スパイクたんぱく質）を体内でつくらせるというものです。そのウイルスたんぱく質（異物）が免疫系を働かせ、新型コロナウイルスに対する獲得免疫をつくるとされています。mRNAを保護するために、ポリエチレングリコールを含む人工脂質の被膜で覆われています。この添加物によるアレルギー反応がおきるという報告があります。

●ウイルスベクターワクチン

新型コロナウイルスが細胞に感染する際につくられるたんぱく質（スパイクたんぱく質）の遺伝情報を組み込んだ、人に対して無害なウイルスをベクター（運び屋）として投与するものです。その結果、免疫のしくみが働き、新型コロナウイルスに対する獲得免疫をつくるとされています。

新型コロナワクチンの接種開始後159日間での「副反応疑い報告」は、わずかに0・03%。「3866人にひとり」とは、実態からかけ離れていないか

通常、ワクチンが開発され、実用化されるには数年かかります。しかし、今回の新型コロナウイルスに対しては、2020年より開発が始まり、各国政府が資金を投入し、臨床試験、審査から承認の過程も大幅に短縮し、日本でも通常の承認過程を経ず、海外での臨床試験の結果をもとに特例承認されました、いずれも、医薬品としては異例のスピード承認です。前項でもふれました次の3つです。

●ファイザー社製ワクチン（mRNAワクチン）＝2021年2月特例承認
●武田／モデルナ社製ワクチン（mRNAワクチン）＝2021年5月特例承認
●アストラゼネカ社製ワクチン（ウイルスベクターワクチン）＝2021年5月特例承認

さっそくですが、これまでの副作用報告（副反応疑い報告）を見てみましょう。

新しく開発されたワクチンは、本当の効果や、懸念されている副作用（副反応）がどの程

度表れるのかなど、まだ接種初期の段階でもあり、わかりません。まして、新型コロナウイルスについての全容が解明されていない現状において、長期にわたっての影響となるとまったくわかりません。厚生労働省では、ファイザー社製ワクチンの接種が始まった2021年2月17日から7月25日までの159日間に、医療機関から「副反応疑い」として報告があった件数や症状を公表しています。「予防接種法に基づく医療機関からの副反応疑い報告状況について」というものですが、重要な報告数をピックアップしてみました。

●推定接種者数＝7772万6929人

うち、ファイザー社製＝7413万7348人、モデルナ社製＝358万9581人

●副反応疑い報告数＝2万1105人

ファイザー社製＝1万9202人（0・03％）、モデルナ社製＝903人（0・03％）

●うち重篤報告数＝3338人

ファイザー社製＝3254人（0・00％）、モデルナ社製＝84人（0・00％）

●うち死亡報告数＝670人

ファイザー社製＝665人（0・00％）、モデルナ社製＝5人（0・00％）

また、副反応の症状も多岐にわたっています。報告件数の多いファイザー社製ワクチン接

種後の副反応のうち、400件近くの報告があったものには、以下のような症状が表れています。なお、73、74ページの表では100件以上のものも含めました。

●胃腸障害
悪心＝1296／下痢＝407／嘔吐＝531

●一般・全身障害および投与部位の状態
ワクチン接種部位疼痛＝1240／悪寒＝1437／異常感＝770／倦怠感＝4132／発熱＝6445／疼痛＝1355

●筋骨格系および結合組織障害
関節痛＝1563／筋肉痛＝729

●呼吸器、胸郭および縦隔障害
咳嗽《がいそう》＝396 ※せきなど／呼吸障害・呼吸不全（呼吸困難）＝540／口腔咽頭不快感＝407

●心臓障害
動悸＝433

●神経系障害
感覚異常（感覚鈍麻）＝587／血管迷走神経反射（失神寸前の状態）＝445／

頭痛＝3753／浮動性めまい＝707

●皮膚および皮下組織障害

そう痒症《ようしょう》＝971／皮疹・発疹・紅斑《こうはん》（紅斑）＝866／皮疹・発疹・紅斑（発疹）＝697／蕁麻疹《じんましん》＝805

●免疫系障害

アナフィラキシー反応＝1850　※短時間でアレルギー反応が全身に表れること

副作用の報告は、実態の100分の1以下か

報告される副作用（副反応疑い）の報告は、ファイザー社製、モデルナ社製ともに0・03％ほど。全体の0・03％というと、非常に少ないという印象を受ける人が多いと思います。この場合では、3866人にひとりという割合になります。しかし、数字として表れてくるこれらの報告は、副作用の実態とは大きく異なることを知っておく必要があります。アメリカのCDC（疾病対策センター）も指摘していますが、一般に副作用疑いとして報告されるのは、実際の副作用の100分の1以下なのです。たとえば、ファイザー社製のケースでは、ワクチン接種部の疼痛（痛み）の報告がわずかに1240件です。これだと接種者全体のわずか0・0017％、ほぼ6万人にひとりにしか発生しないことになります。

新型コロナワクチン　おもな副反応疑い＝ファイザー社製ワクチンの報告例（1）

胃腸障害	悪心	1296
	下痢	407
	腹痛	186
	嘔吐	531
一般・全身障害 および投与部位の状態	ワクチン接種部位腫脹	160
	ワクチン接種部位疼痛	1240
	ワクチン接種部位知覚異常	108
	悪寒	1437
	異常感	770
	胸部不快感	148
	倦怠感	4132
	腫脹	178
	注射部位疼痛	102
	熱感	301
	発熱	6445
	無力症	142
	疼痛	1355
筋骨格系および結合組織障害	関節痛	1563
	筋肉痛	729
	筋力低下	126
	四肢痛	269
	背部痛	240
	リンパ節腫脹（リンパ節症）	113
血管障害	ほてり	129
	潮紅	145
呼吸器、胸郭および縦隔障害	咳嗽（せきなど）	396
	呼吸障害・呼吸不全（呼吸困難）	540
	口腔咽頭痛	123
	口腔咽頭不快感	407
	喘息発作（喘息）	219

出典：厚生労働省「第66回厚生科学審議会予防接種・ワクチン分科会副反応検討部会、令和3年度第15回薬事・食品衛生審議会薬事分科会医薬品等安全対策部会安全対策調査会」2021年8月4日資料をもとに、編集部作成

新型コロナワクチン　おもな副反応疑い＝ファイザー社製ワクチンの報告例（2）

心臓障害	心肺停止	131
	動悸	433
	頻脈	140
神経系障害	運動障害（運動機能障害）	225
	感覚異常（感覚鈍麻）	587
	傾眠	109
	血管迷走神経反射（失神寸前の状態）	445
	振戦（ふるえのこと）	102
	頭痛	3753
	頭部不快感	118
	脳梗塞	172
	浮動性めまい	707
	末梢神経障害（末梢性ニューロパチー）	145
	けいれん	131
代謝および栄養障害	食欲減退	160
皮膚および皮下組織障害	そう痒症	971
	皮疹・発疹・紅斑（紅斑）	866
	多汗症	152
	皮疹・発疹・紅斑（発疹）	697
	冷汗	140
	蕁麻疹（じんましん）	805
免疫系障害	アナフィラキシー反応	1850
	過敏症	114
臨床検査	血圧上昇	307
	血圧低下	135
	発熱（体温上昇）	201

出典：厚生労働省「第66回厚生科学審議会予防接種・ワクチン分科会副反応検討部会、令和3年度第15回薬事・食品衛生審議会薬事分科会医薬品等安全対策部会安全対策調査会」2021年8月4日資料をもとに、編集部作成

私は外来で、新型コロナワクチンを接種した人に、何か症状が出たかを確認しています。数人にひとりは強い痛みを訴え、「数日、腕が上がらなかった」という人もいました。このように、これら報告に「数」として表れる副作用は、とくに軽度の症状のものについては実態とはかけ離れていることがわかります。

ここまで、報告されている新型コロナワクチンの短期の副作用を見てきました。テレビや新聞などの主要メディアでは、新型コロナワクチン接種後の死亡者数については、大々的にとり上げられることは少なく、また、ほとんどの因果関係が不明とされたことにより、「安全性はそれなりに高い」というのが一般の認識ではないでしょうか。

しかし、見てきたように、短期の副作用だけでも相当な数にのぼります。いつも強調するのですが、ワクチンの副作用は短期のものよりも、接種後、長い時間がたってからの長期の副作用のほうが重要だと考えています。

現在日本で使用されている新型コロナワクチンは、遺伝子ワクチンという今まで使われたことのないワクチンであり、接種が始まってからまだ半年ほどです。ですから、接種後、時間がたってから表れてくる副作用に関してはまったくデータがありません。はっきり言って、「何がおこっても不思議ではない」と考えていいでしょう。

新型コロナワクチンの接種後に亡くなった人は、1000人以上。接種1000万回あたり89人という報告数は、インフルエンザワクチンの50倍ほど

前項では、副反応報告が、実態とかけ離れていることを紹介しました。ですから、副作用を考える場合は、まずは重篤なもの、とくに死亡者報告数を見る必要があります。もちろんこれらの数字もすべてが報告されているわけではありませんが、重篤なものほど軽症なものよりは漏れが少ないと考えられます。

では、ワクチン接種後に厚生労働省で集計している死亡報告数を見てみます。接種後に亡くなった人の報告はその後も増え続けていて、8月20日の段階で1093人となっていました。ワクチンとの因果関係は評価できないとされています。そのうち、厚生労働省が専門家とともに、接種開始日からの89日間（2月17日～5月16日まで）の死亡事例55件を分析した結果が公表されています。やはり高齢者の死亡が7割近くと、際立っていました。

●**亡くなった人の年齢**＝65歳以上38例、65歳未満17例

●**死因について**＝出血性脳卒中10例、心肺停止7例、心不全7例、心筋梗塞4例、老衰3

例、虚血性脳卒中3例、肺炎3例、大動脈解離2例、肺塞栓症2例、自殺2例、不明4例、その他（虚血性心疾患、心疾患、心疾患の疑い、狭心症の疑い、誤嚥《ごえん》による窒息等）

◉専門家による評価について＝55件いずれも、ワクチンとの因果関係が評価できない

5000万回接種されるインフルエンザワクチンでは、平均9〜10人ほど

死亡報告数の1093人ですが、これは、多いのでしょうか、少ないのでしょうか。

まずは、インフルエンザワクチンと比較してみます。インフルエンザワクチンは、例年5000万回ほど接種されています。そして、インフルエンザワクチン接種後死亡の報告は、2013〜2018年でわずかに3〜16人、平均すると9〜10人ほどになります。

これに対して、新型コロナワクチンでは、8月25日現在、1億2222万3024回接種されています。

単純に1000万回接種ごとの死亡者数を算出して比較すると、インフルエンザワクチンでは平均すると約1・8人、新型コロナウイルスのワクチンでは約89・43人になり、およそ50倍ほどになっています。

くり返しますが、この死亡報告の原因がワクチンによるものかは不明とされていますし、ワクチン接種後に死亡した人のすべてが報告されているわけではないため、単純には比較で

きません。しかし、この報告システムは新型コロナワクチンとインフルエンザワクチンで同じフォーマットを使用しています。ただ単に、インフルエンザワクチン接種後の報告数が少ないだけなのでしょうか。

安全性が確認されるまで中止などの措置も検討すべき段階

次に、新型コロナワクチン接種から、死亡までの日数を見ます。

ほとんどがワクチン接種から30日以内になりますが、重要なのは接種当日を除くと、接種後1日の死亡報告がもっとも多く、時間の経過とともに減少しているという点になります。

もし、死亡報告がワクチン接種と関係なく、単に「天寿」によるものなら、接種後の時間経過とは関係なくばらつきのない死亡者数が報告されるはずです。

少なくとも、死亡を含めた安全性に問題があることは間違いなく、本来は、安全性が確認されるまで中止などの措置を検討すべきであると思います。

アメリカではワクチン有害事象報告システム（ＶＡＥＲＳ）という副作用報告のまとめを出して一般にも公開しています。これによるとワクチン接種が始まって6か月間ほどで、新型コロナワクチン接種後の死亡報告が５８８８件となっており、これまでの28年間に報告されたすべてのワクチン接種後死亡数５８９２件に迫ることが示されています。

総接種回数1億2000万回を超えた新型コロナワクチン。「受けるメリットがデメリットを上まわる」と思えば受ければいい「デメリットがメリットを上まわる」と思えば受けなければいい

ここまで、駆け足で日本でのワクチン接種後の実状を紹介してきましたが、あらためて、日本での新型コロナワクチンの接種の経過をたどってみます。

- **2021年2月**＝医療従事者への接種が始まる
- **2021年4月**＝高齢者、基礎疾患を有する人、高齢者施設等従事者への接種開始
- **2021年5月**＝職域接種の開始
- **2021年6月**＝それら以外への接種開始

はじめの数か月は欧米諸国より接種が遅れている状態でしたが、その後、接種が急速に進み、前項でもふれたように、2021年8月25日現在の総接種回数は、1億2000万回を超えています。今一度、まとめてみます。

●総接種回数＝1億2222万3024回
●1回以上接種者＝6811万6454回（接種率53・6％）
●うち1回以上接種の高齢者＝3162万8121回（接種率89・1％）
●2回接種完了者＝5410万6570回（接種率42・6％）
●うち2回接種完了の高齢者＝3068万8325回（接種率86・5％）

公表されているのは接種回数ですが、およそ6800万人以上が、1回目の接種を終えたという段階です。

「打つか」「打たないか」への決まった答えはない

このように、日本でのワクチン接種の動きは、加速するいっぽうです。そこで、私のワクチンに関しての、現時点でのもっとも重要な考え方を示しておきます。

●ワクチンを打つか、打たないかに決まった答えはない
●接種するかどうかを自分でよく考えて、慎重に決めてほしい

私は、新型コロナウイルスへの感染で重症化リスクや、死亡リスクの高い人など、希望する人がワクチンを打つことに反対するつもりはありません。

しかしながら、ワクチンを新型コロナウイルス感染症への予防策の「切り札」とする考え方には、疑問をもたざるを得ません。新型コロナウイルスは、国が目指す方向性のように、「国民の多くがワクチンを打ち、感染を防がなければならない感染症」ではまったくありません。とくに、子どもやリスクの低い人への接種はまったく必要ないと考えています。

くり返しますが、リスクがある人や希望される人が、ワクチンを接種することの問題はありません。しかし、希望されない人や、判断を迷っている人にまで、「打つべきだ」とか、「打つほうが望ましい」と強制のようにうながし、ましてや打たない人が不利益を受けることは決してあってはなりません。

ワクチンを打つかどうかの判断に迷うこともあるでしょう。そのときに、私はいつもこうアドバイスしています。

●「受けるメリットがデメリットを上まわる」と思えば受ければいい
●「デメリットがメリットを上まわる」と思えば受けなければいい

ですから、ワクチンを打つかどうかを判断するために、「可能な限り情報を集めて自分の頭で判断できるようになることが大切になる」と、お伝えしています。

私は以前から、ワクチンを受ける前に「注意すべきこと」として、さまざまな点を指摘してきました。

1＝ワクチンに関する決まり（法律や憲法）
2＝ワクチンを打つかどうかは、自分の意思で決める
3＝ワクチンの歴史的意味
4＝新型コロナウイルスは全員にワクチンが必要な病気なのか
5＝ワクチンの効果（短期的なこと、長期的なこと）
6＝ワクチンの副作用（短期的なこと、長期的なこと）
7＝ワクチン以外の感染症対策

たくさんの項目がありますが、ここからは順を追ってわかりやすく説明しますので、ぜひ精読してください。ワクチンを受けるかどうかは、あくまで本人（子どもの場合は保護者）の考えや希望が最優先ですが、ワクチンについての理解を深めていただけたらと思います。

それぞれの項目では、新型コロナワクチンについても、わかっていることを加えて説明します。

ワクチンを受ける前に「注意すべきこと」

1=ワクチンに関する決まり(法律や憲法)

あくまで任意であり、義務ではない。本人の意思を尊重する

もっとも大切なことですが、現在の日本では、すべての予防接種が任意であり、接種が義務づけられているものはひとつもありません。

予防接種には、定期接種と任意接種がありますが、どちらも任意ということです。いっぽうが「任意」という名前になっていますので、定期のほうは「任意ではない」印象を受けますが、どちらも任意であり義務ではありません。

法律の観点からも、もちろん憲法上の観点からもワクチンを「打つ」「打たない」の選択は自由であり、本人および保護者が決めていいのです。子どもに打つ場合、大きくなり、判断できる年齢であれば、本人の意思も尊重してください。

そして、予防接種を受けるかどうかに決まった答えはありません。何をメリットと考え、何をデメリットと考えるのかは、100人いれば、100とおりの考えがあるからです。

ですから「絶対に打たなければならない」、あるいは、逆に「絶対に打ってはいけない」という極端な意見はどちらも間違いです。

どのような立場の人が、どのような理由をつけても決して強制はできません。「おすすめする」という範囲内にとどめるのは問題ありませんが、強制するのは憲法の基本的人権の侵害にあたります。

とくに職場の上司や医師など強い立場にある人は、「すすめる」「すすめない」のどちらであろうが強制するような、あるいは同調圧力に加担するような行動は控えなければならないでしょう。すべての予防接種は自分が決めること（自己軸）が何より大切ですが、それと同じくらいに、他人が決めた決定に圧力をかけてはいけないのです。

なかば強制的に打たされている場合も

現在、接種が進んでいる新型コロナワクチンの、この点について説明します。

もちろん、今回の新型コロナワクチンも今までのワクチンと同様に接種は任意であり、義務ではありません。ですから、自分たちでワクチンを受けるかどうかを決めていいのです。

しかし、実際には「医療関係者である」「公共施設で働いている」「お店や飲食店など多くの人と接触する」「職場の決まり」……などさまざまな理由で、ワクチンを打っている人がたくさんいます。事実上、ワクチンを打っていないと仕事や生活に影響がおよぶため、「なかば強制的に打たされている」と、感じるのです。

もちろん、厚生労働省など国や地方のあらゆる行政機関のホームページなどには、次のような趣旨の文言が記載されています。

《接種は強制ではなく、あくまでご本人の意思に基づき接種を受けていただくものです。接種を望まない方に接種を強制することはありません。また、受ける方の同意なく、接種が行われることはありません》

《職場や周りの方などに接種を強制したり、接種を受けていない人に差別的な扱いをすることのないよう、皆さまにお願いしています》

《仮にお勤めの会社等で接種を求められても、ご本人が望まない場合には、接種しないことを選択することができます》

このように、接種は本人の同意なく決して強制されないことと、打たないことによるあらゆる不利益があってはならないことが明確に示されています。

「そうは言われても……」

と、躊躇する思いをもたれる人もいると思いますが、ワクチンを打つか、打たないかは、「自分で決める」というしっかりとした自己軸（自分の考え）がない限り、今後も同様なことは何度もくり返されるでしょう。

公的機関のあらゆる文章で先の趣旨のように明記されているのですから、新型コロナワクチンの接種を希望しないことは特別なことではありません。あたりまえのことを、あたりまえに主張することが大切です。この点をあやふやにしてきたことの積み重ねが、現代社会の問題として大きく表れているのです。

実際に職場や学校などで働いている人がワクチンを受けるかどうかは、指導的な立場にある人の一任で決まることが多いのです。このような立場の人はワクチンの接種を希望されない人がいることを知り、決して強制しないでいただきたいと切に願います。

ワクチンを受ける前に「注意すべきこと」

2＝ワクチンを打つかどうかは、自分の意思で決める
「みんなが受けているから……」という選択は避ける

私は新型コロナワクチンの一般への接種が始まってから、日々の診療で接種を受けた人にその理由を尋ねています。すると多くの人は、「自分の意思では打つかどうかを決めていない」のです。いくつか代表的な例をあげて、私の意見を加えます。

●みんなが受けているから……
●主治医や専門家の先生に、打つようにとすすめられたから……
●人にうつさないために打った……

1＝みんなが受けているから……

打った人に理由を尋ねると、「みんなが接種を受けているから打った」という人が圧倒的に多いことがわかります。しかし私は、何も考えずにみんなに歩調を合わせるようにワクチンを受けるのは、できるだけ避けてほしいと思っています。そのためにもこの

本を書いています。

みんなに合わせるのは簡単であり、あれこれ考えたり、難しい知識もなくてすみます。何かあっても自分だけではありませんから、ある意味、安心でいられるかもしれません。私たちは幼少時から、学校の教育であっても、みんなに合わせることがいいことのように指導されており、それからはずれることに強い抵抗を感じる人が多いのです。しかし、「みんながしているからする」というのは自己軸が欠如していることの典型です。私はこの自己軸の欠如が、現代社会のあらゆる問題の根底にあると考えています。

まず、「みんながしているから、多くの人がしているから正しい」という科学的な事実はひとつも存在しません。そして、みんながしていることをすることが、最大の同調圧力を生むのです。あなたが打つことによって、本当に打ちたくないほかの人も打たざるを得ないことになるかもしれないのです。あなたが打たないことにより、職場にもそのような選択肢があることを示すだけで、ほかの人も同じ選択をしやすくなります。

いっぽうで、「みんなが打っているから打つ」という選択肢をとっても、もちろんいいのですが、打っていない人を批判してもいいことにはなりません。逆に、インターネット上では「打たないこと」を宣言する人が、「打つ人」を攻撃している場面があり、少しの意見の違いに関しても「正しい」「正しくない」の激しいやりとりがなされるケースも見受けられます。表現する際には、相手への配慮、社会への影響なども考えて発言すべきでしょう。

2＝主治医や専門家の先生に、打つようにとすすめられたから……

次に多いのが、主治医や専門家の先生に「打つようにとすすめられたから」というものです。もちろん主治医と良好な関係を築き、信頼できることはとてもすばらしいことですので、意見を参考にして打つことは問題ないと思います。

しかし、医学の専門家によるアドバイスとはいえ、自分でまったく勉強しないまま、自分や家族の健康を医師に丸投げしてしまっているとすれば、やはり自己軸が欠如していることになります。実際、医師であっても、ワクチンについてくわしい知識をもっていないことは、案外多いのです。そのことも知っておいたほうがいいでしょう。

現在の日本では、医師はたくさんの専門分野に分かれています。自分の専門分野についてはとてもくわしいのですが、それ以外は、ほとんど学生か研修医レベルの知識しか、もち合わせないケースも多いのです。そして、感染症、とくにワクチンを専門にしている医師はとても少ないのです。

そのうえで、医師たちの間では、自分の専門以外はそれぞれの専門の医師にまかせっきりで、自分の意見を「言ってはいけない」というような意味のない決まりごとのようなものさえあるのです。ですから自分の専門以外は、ほとんど勉強する機会がないままになってしまうのです。

さらに、専門家だからといって、必ずしもくわしい知識があるわけではありません。かつての私も、大学でウイルス学の博士号をとり、留学先のアメリカ・ＮＩＨ（アメリカ国立衛生研究所）でワクチンの開発をしていましたが、恥ずかしながら、現在説明できているようなワクチンの知識はまったくもっていませんでした。考えたことすらなかったのです。

今回の新型コロナワクチンはまったく未知のものであり、専門家であっても「何がおこるかわからない」ということが正しい理解です。その点をまずは説明することが誠実な態度になります。つまり、本当の意味で新型コロナの専門家などいないのです。

3＝人にうつさないために打った……

「ワクチンパスポート」という言葉がちらほら聞かれるようになりました。車などでは外から見えるところに「ワクチン接種済み」などと、ステッカーを貼ってアピールする場面も増えてきました。「ワクチンを打ちましたので、迷惑をかけません」ということを示しているのでしょうか。

ワクチンに短期的な予防効果があったとしても、打つことで一生免疫がつくことはありませんし、人にとってどの程度、効果が続くのかもわかりません。先でも説明しますが、「打つことによって人にうつさない。迷惑をかけない」とは、まだ言いきれないのです。まずは、このことは頭に入れておいてください。

日本人は、「自分はどうなってもいいけれど、とにかく人に迷惑をかけたくない」と表現する人がとても多いといわれています。もちろんこれは、他人や公共のことを思いやるうえでの、すばらしいふるまいであると言えるでしょう。

「打たないと、ほかの人にうつして迷惑をかけるから打つ」

「打つのが、おとなとしての当然のエチケットである」

と考えているということです。

何よりも自分の気持ちがそうであり、つまり、「それが自分の意思であり、もっともしっくりくる考え」であるのなら、それを理由に打つというのもいいと思います。

しかし、自分は本当は打ちたくないのに、「人にうつさないために打つ」というのは、本当の自分の意思ではありませんね。感染対策はそれぞれの人が自分の判断（自己軸）ですることであり、あなたが他人のためにすることではないのです。

生きることはリスクを負うことなのです。リスクを負わない選択は安全かもしれませんが、本当の意味では、生きることを放棄することになっているのではないでしょうか。そのリスクをどのように考えるのかは、それぞれの人がそれぞれの判断で行える社会が望ましいと思います。一部のリスクのある人のために全体を失うことは本末転倒になりかねません。

医療従事者のワクチン接種も業務従事の条件になっていない

厚生労働省では、今回の新型コロナワクチンを接種する際、医療従事者をいちばん最初の接種順位として扱ったことについて、「医療体制の確保のために必要」としたうえで、以下のようにも説明しています。

《ワクチンの基本的な性能として発症予防・重症化予防が想定され、感染予防の効果を期待するものではないことから、患者への感染予防を目的として医療従事者等に接種するものではないことに留意（医療従事者等は、個人のリスク軽減に加え、医療提供体制の確保の観点から接種が望まれるものの、最終的には接種は個人の判断であり、業務従事への条件とはならない）》

重要なのは、たとえ医療従事者であっても〝患者への感染予防を目的として接種するものではない〟という点です。一般の人であれば、なおさら他人への感染予防を最優先にすることではないということになります。つまり、「他人への感染を防ぐ」という理由をもって、みずからの判断で打つことはかまわないのですが、他人に強要するものではないのです。

ワクチンを受ける前に「注意すべきこと」

3＝ワクチンの歴史的意味

生命にかかわる感染症の制圧は、公衆衛生の向上によるもの

「20世紀の医学上の最大の功績はワクチンと抗生剤である」という言葉がよく聞かれます。

痘瘡《とうそう》（天然痘＝死亡率30％ほど）という病気が、「種痘《しゅとう》」というワクチンにより世界じゅうから根絶された例を代表として、次々と開発されたワクチンが、人類の脅威となる重篤な感染症を制圧していった救世主であるかのように伝えられてもいます。

本当でしょうか。

私はそうは思っていません。実際におこってきた事実だけを書いていきます。

すべての先進国において、人の生命にかかわるような重篤な感染症（コレラ、赤痢、腸チフス、パラチフス、痘瘡〈天然痘〉、発疹チフス、ジフテリア、ペスト、結核、猩紅熱《しょうこうねつ》）は、公衆衛生（上下水道）の発達とともに、ワクチンがないまま激減し消失しています。

また、現在ワクチン接種を行っている麻疹（はしか）、百日せきも、死亡率が激減してか

らワクチンが始まっています。

つまり歴史的には、重症な感染症はすべてワクチンが制圧したわけではありません。残念なことに、この事実はほとんどの医師も知りません。

公衆衛生の向上、とくに上下水道の普及こそが、生命を脅かすような感染症を減らしてきたのです。これは世界じゅうのどの先進国でも同じ傾向であることから、確実だと考えられます。

ワクチンを受ける前に「注意すべきこと」

4＝新型コロナは全員にワクチンが必要な病気なのか

年1000万人超が感染してきたインフルエンザと比較すると……

テレビや新聞などの主要なメディアは、毎日、新型コロナ関係のニュースを伝えています。ワイドショーなどを含めほぼ一日じゅう、新型コロナウイルスの話題を目にすることになります。これらによると現在の日本は「コロナ禍のまっただなか」であり、新型コロナウイルスのために日本どころか、世界じゅうが大変な事態に陥っているように伝えられています。

しかし、これらのマスコミの情報はとても大きくかたよっていると思います。新型コロナウイルスの恐ろしさが、「実際よりも大きく誇張されている」ということです。

では、新型コロナウイルスはどのくらい怖い病気になるでしょうか。

まずは、日本人は何を原因として亡くなっているかということです。その「死因」について見ていきましょう。

新型コロナウイルス感染症による国内初の死亡者が公表された2020年2月以降、そこからのほぼ1年間（2020年2月13日～2021年2月28日）に亡くなった人は「7885人」と報告されています。この死亡者数は、先に示したように、新型コロナウイルスだけでなく、基礎疾患などがあった場合も含んだものであることに注意してください。ここでは、このことを考慮に含めず、新型コロナウイルス感染症による死因としてみると、これは日本人の死因のなかでどのくらいのインパクトをもつでしょうか。

1年間の死亡者数で検討するため、厚生労働省が公表する人口動態統計により、2020年の1年間の死因順位と、新型コロナウイルス感染症による死亡者数を比較してみました。

死亡原因としていちばん多いのは悪性新生物（がん）の37万8356人、次いで心疾患20万5518人、老衰13万2435人、脳血管疾患10万2956人……という順になっていました。肺炎は死因の5位で7万8445人でした。これは誤嚥性肺炎を除いたもので、ほとんどが感染症による肺炎です。

いっぽうで新型コロナウイルス感染症による、2020年2月からのほぼ1年間の死亡者数は先に紹介したように、7885人です。この数字を人口動態統計の死因順位に重ねてみますと、新型コロナウイルス感染症は、死因順位ではなんと26位となります。その順位だけではなくグラフの低さにも注目してください。

新型コロナウイルス感染症で亡くなる人は毎日たしかにいますが、死因数全体でみると割合はとても低いことがわかります。子どもをはじめとした若年者はもちろん、高齢者であっても、本来、死を想像させるような感染症ではないということです。

2020年の1年間における日本での死亡原因順位

新型コロナウイルス感染症の死亡者数は、2020年2月13日～2021年2月28日の合計

順位	死因	死亡者数
1	悪性新生物	378,356
2	心疾患（高血圧症を除く）	205,518
3	老衰	132,435
4	脳血管疾患	102,956
5	肺炎	78,445
6	その他の呼吸器系の疾患	75,784
7	不慮の事故	38,069
8	その他の症状で他に分類されないもの（※1）	27,213
9	腎不全	26,946
10	その他の消化器の疾患	26,471
11	アルツハイマー病	20,852
12	血管性および詳細不明の認知症	20,811
13	自殺	20,222
14	大動脈瘤および解離	18,784
15	肝疾患	17,675
16	その他の神経系の疾患	16,297
17	慢性閉塞性肺疾患	16,127
18	糖尿病	13,891
19	その他の新生物	13,162
20	パーキンソン病	11,213
21	その他の腎尿路生殖器系の疾患	10,322
22	高血圧性疾患	9,997
23	敗血症	9,799
24	その他の内分泌、栄養および代謝疾患	8,536
25	その他の循環器系の疾患	8,101
26	新型コロナウイルス感染症	7,885
27	その他の外因	7,589
28	ヘルニアおよび腸閉塞	7,439
29	その他の感染症および寄生虫症	6,014
30	糸球体疾患、腎尿細管間質性疾患	5,231
31	脊髄性筋萎縮症など	2,611
32	その他の精神および行動の障害	2,299
33	胃潰瘍および十二指腸潰瘍	2,263
34	貧血	2,232
35	ウイルス性肝炎	2,201
36	腸管感染症	2,152
37	その他の血液および造血器の疾患（※2）	2,064
38	結核	1,909
39	喘息	1,157
40	インフルエンザ	954

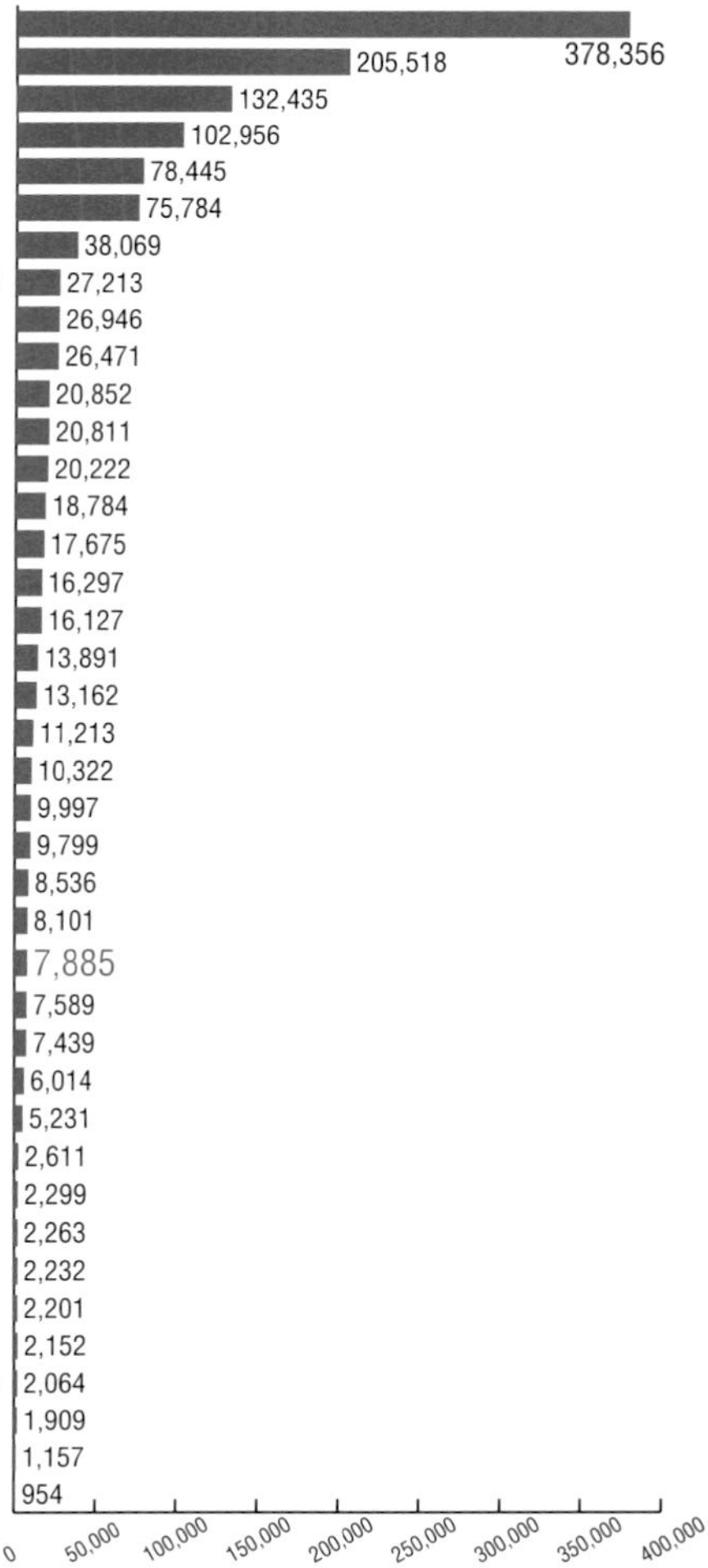

出典：厚生労働省「令和2年（2020）人口動態統計月報年計（概数）の概況」2021年6月公表分をもとに、編集部作成
※1＝その他の症状、徴候および異常臨床所見などで他に分類されないもの
※2＝その他の血液および造血器の疾患ならびに免疫機構の障害

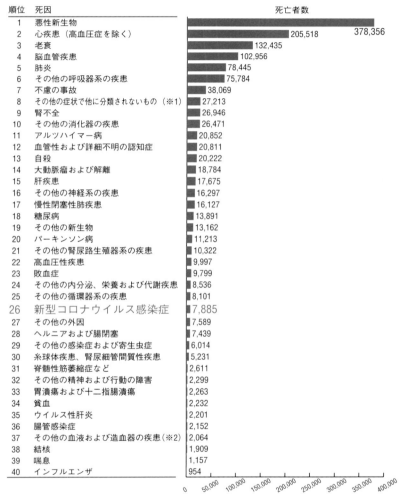

次に厚生労働省の「人口動態統計月報」から年齢階層別に死因を見てみます。

下の図は、日本で新型コロナウイルス感染症の死亡者がはじめて出た2020年2月から、最新の人口動態統計の得られる2021年3月までの約1年間（14か月）に、それぞれの死因が占める割合を10代ずつの年齢階層において示したグラフになります。そこに、新型コロナウイルス感染症による死亡者を含めてみました。

新型コロナウイルス感染症は、この図においてほとんど見えないような上の青い部分となり、死亡原因全体のごくごくわずかになります。

20歳未満である0〜19歳までは、その時点ではひとりも亡くなっていません。ですから10代、20代では死因の0％になります。

年齢階層別の死因分布

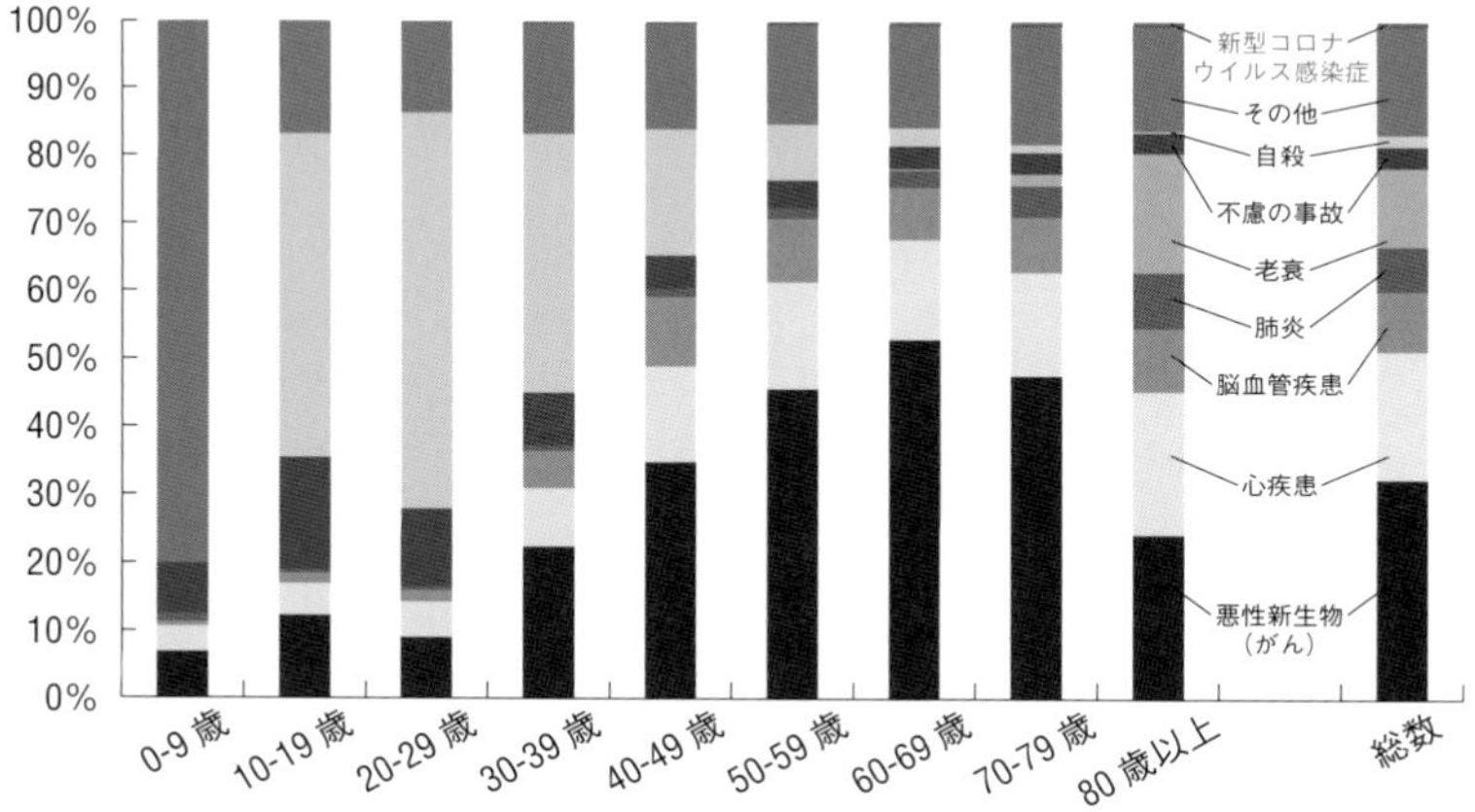

出典：厚生労働省「人口動態統計月報（概数）」2020年2月〜2021年3月分、および、厚生労働省「新型コロナウイルス感染症の国内発生動向（速報値）」2021年3月31日公表分をもとに、編集部作成

新型コロナウイルス感染症は年齢が高いほど死亡する割合が高くなりますので、年齢階層が上がるにつれて、死因に占める割合は増加しますが、その増加はごくわずかです。もっとも亡くなっている人の多い80代以上の年齢階層ですら、死因全体の0・63%にすぎません。

次は違う視点で見てみました。どれほどが新型コロナウイルスで「亡くなっていないのか……」を示します。

2021年8月11日の時点で分析された年代別死亡者数が、厚生労働省により公表されています。新型コロナウイルスでの国内最初の死亡者発生から1年以上、累積で546日がたっていました。2021年8月1日現在での各年齢階層の人口から、新型コロナウイルスで亡くなった人の数を引き、「新型コロナウイルスでは亡くなっていない人の割合（生存率）」を計算したものです。ほかの原因で死亡した人はカウントしていません。あくまで「新型コロナウイルスで死亡したとされる」人だけで計算しています。

この時点で、0～19歳まではまだひとりも亡くなっていませんので、10代以下の生存率は100%です。20代でも99・99921%の人は新型コロナウイルスでは亡くなっていません（その年代のほぼ126万人にひとりの死亡）。

以下、年齢階層により生存率は減少しますがほんのわずかです。もっとも死亡している年齢階層である80代以上でも、99・9301 42%は新型コロナウイルスでは亡くなっていま

新型コロナウイルスによる男女別、年代別死亡者数

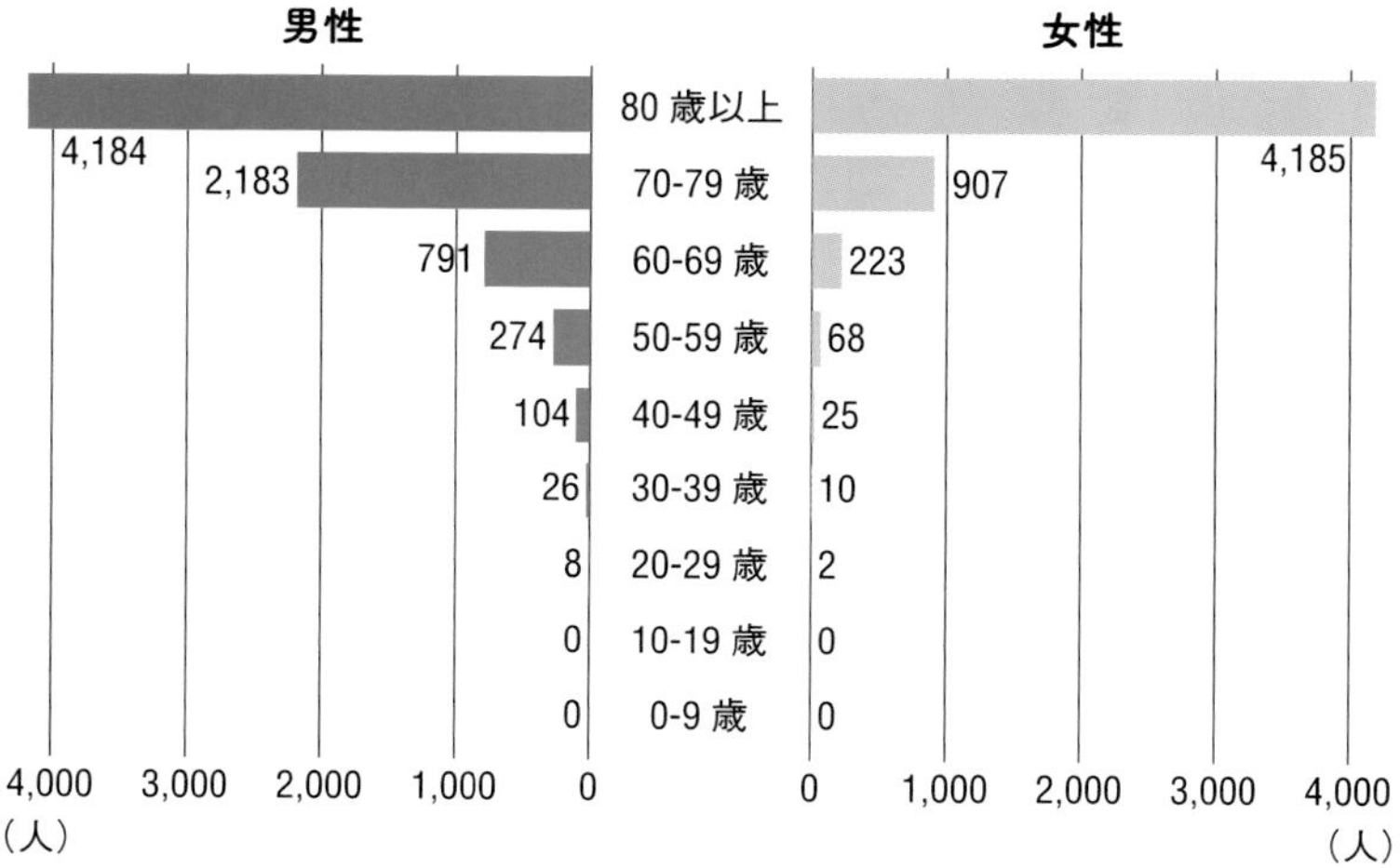

新型コロナウイルスによる年代別致命率（死亡率）と生存率

年代	致命率（%）	生存率（%）
0-9 歳	0.000000%	100.000000%
10-19 歳	0.000000%	100.000000%
20-29 歳	0.000079%	99.999921%
30-39 歳	0.000262%	99.999738%
40-49 歳	0.000723%	99.999277%
50-59 歳	0.002025%	99.997975%
60-69 歳	0.006638%	99.993362%
70-79 歳	0.018773%	99.981227%
80 歳以上	0.069858%	99.930142%

出典：厚生労働省「データからわかる－新型コロナウイルス感染症情報　性別・年代別死亡者数（累積）」2021年8月17日公表分および、総務省統計局「人口推計　令和3年（2021年）8月概算値）」2021年8月20日公表分より、編集部作成

せん（ほぼ1431人にひとりの死亡）。

日本人全体で見ると、99・989632％になります（ほぼ1万人にひとりの死亡）。新型コロナウイルス感染症で亡くなっている人は毎日たしかにいますが、人口全体で見ると、亡くなっている人の割合はとても低いことがわかります。子どもをはじめとした若年者はもちろん、高齢者であっても死を想像させるような感染症ではまったくありません。

感染規模では、例年のインフルエンザのほうがはるかに大きいが……

次に、もっとも知られている感染症である、インフルエンザと新型コロナウイルスを比較してみます。

インフルエンザとは、インフルエンザウイルスの感染によって引きおこされる病気です。日本でも例年冬に大流行していましたが、新型コロナウイルスが登場した直後の2020年2月頃からほとんど流行が見られなくなり、2020～2021年の推計受診者数はおおよそ1万4000人でした。この数字は、前のシーズンの約500分の1以下で、大流行した2017～2018年の推計受診者数（約2257万人）と比べると、ほぼ1600分の1にまで減少しています。

この理由として、「新しい生活様式」によるソーシャルディスタンスの徹底、学校活動・

イベント等の制限で以前より人との接触が減ったことなどが指摘されていますが、ほかにも、渡航制限により海外からのインフルエンザのもち込みが少ない、患者さんの受診控え、風邪の症状が出たら無理をせずにすぐに休むようになったことも関係していると思われます。

また、病院でそもそもインフルエンザの検査をしていないこと（厚生労働省から病院に控えるよう通達が出ています）、新型コロナウイルスによる感染干渉……など、さまざまな理由が考えられますが、いずれも推測であり、はっきりとした理由は確定していません。

インフルエンザはかかった人の全数が報告される感染症ではありませんので、推定するとだいたい日本では年間１０００万〜

シーズンごとのインフルエンザ推計受診者数

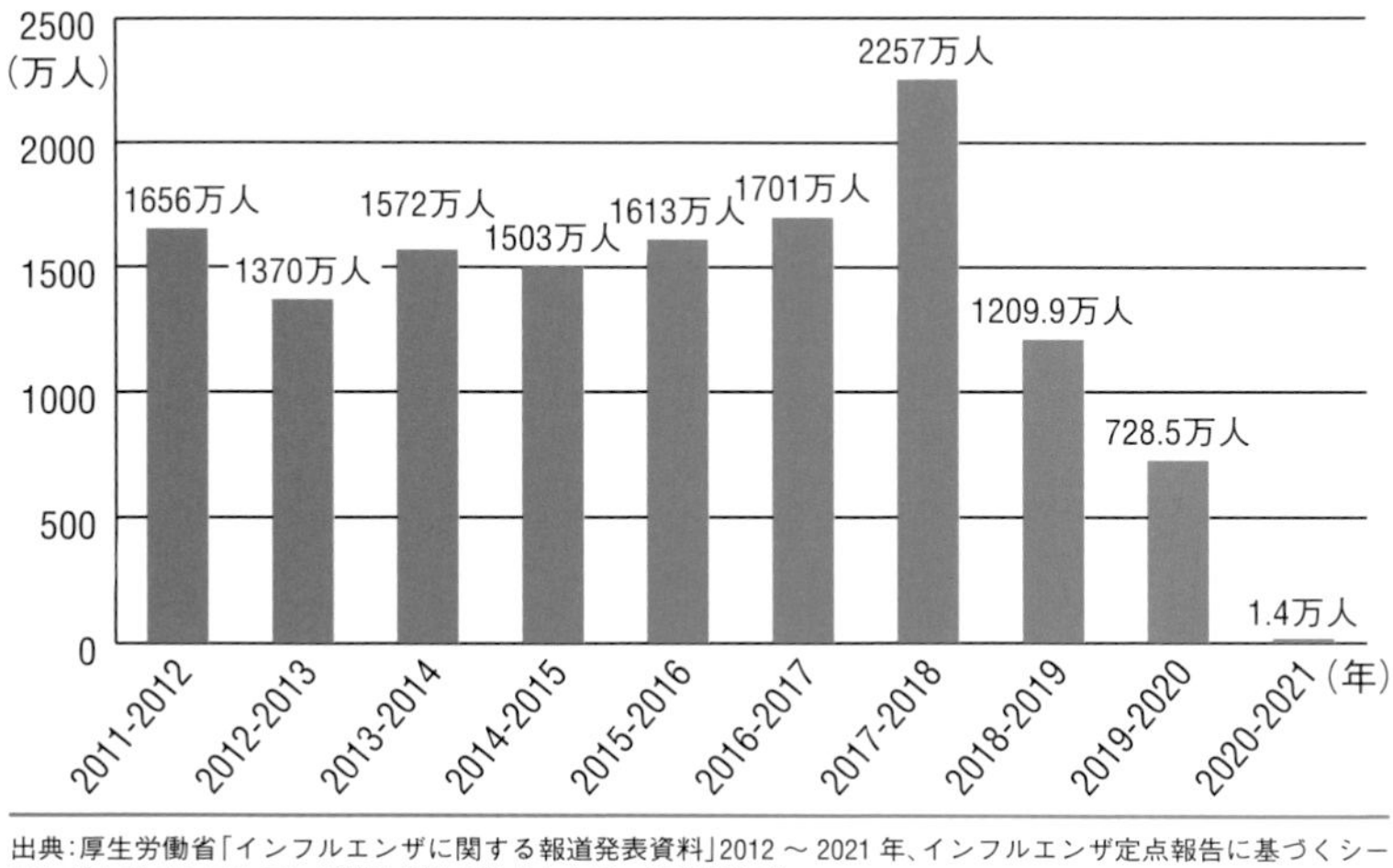

出典：厚生労働省「インフルエンザに関する報道発表資料」2012 ～ 2021 年、インフルエンザ定点報告に基づくシーズンごとのインフルエンザ推計受診者数をもとに、編集部作成

２０００万人ほどが感染していたと考えられます。ほとんどは10月～翌年3月の半年間に集中しています。半年の間にこれだけの人が感染しますので、多い年には毎日40万人、１週間で２００万人もの人が感染することもありました。

しかし、新型コロナウイルス感染症において、新規陽性者として発表されている人の数は、第５波といわれる２０２１年８月の１週間平均でも１万５０００人規模です。これで緊急事態宣言が続いているのは、じつはおかしな話だと感じています。

インフルエンザの年間死亡者数は報告数で３０００人ほど

次にインフルエンザによる死亡者数を見てみます。死亡報告に「インフルエンザ」と記載されていれば、「インフルエンザによる死亡」とカウントされます。厚生労働省の人口動態統計では、この数字を死因として報告しています。１９５０年から２０１８年までの死亡者数の実数を見ると、平均すると年間３０００人ほどになります（※注＝以後で示す、インフルエンザ超過死亡の数は含まれていません）。

２０２１年８月の時点で、新型コロナウイルスは存在があきらかになって2年目です。１年目の２０２０年の死亡者数は３４５９人、2年目の２０２１年の死亡者数は8月4日現在で、１万１７６２人です。このペースで推移すると、２０２１年１年間の死亡者数は

1万7000人ほどと見込まれます。つまり、新型コロナウイルス感染症による1年間の死亡者数は、多く見積もっても1〜2万人ほどと考えられます。

これらの数字を単純に比較すると、インフルエンザよりも、やはり新型コロナウイルスのほうが、怖い感染症になります。しかし、この数字は単純には比較できません。インフルエンザは死亡報告の実数で、新型コロナウイルスは、第1章でもふれたように、「新型コロナウイルス関連死」と言える可能性のある数値だからです。

この点をわかりやすく説明します。

インフルエンザでは、感染した人全員が病院にかかるわけでもなければ、全員が検査されて、報告されているわけでもありません。ですから、インフルエンザによる本当の患者数や死亡者数は正確にはわからないのです。

死亡者数は、例年のインフルエンザ超過死亡のほうが多い可能性も

そこで、WHO（世界保健機関）により、「インフルエンザによる超過死亡」という考え方が提唱されています。

超過死亡とは、ある時期（冬なら冬）の死亡者数の平均が、ほかの時期の平均の死亡者数と比べて超過している（つまり増えている）数になります。インフルエンザが流行する時期

に超過死亡が発生したら（ほぼ毎年発生していました）、実際の検査数と関係なく、これをインフルエンザによる死亡と推定するのです（正確にはさまざまな補正の計算が入ります）。

この数字にはもともと、あらゆる基礎疾患を有する人や、高齢により免疫力が低下した人などさまざまな人が含まれますが、インフルエンザにかからなければ亡くならなかったかもしれません。しかし、インフルエンザが流行することによって実際に亡くなった人の数が増加しています。つまり、インフルエンザによる超過死亡とは、インフルエンザが発生した場合、インフルエンザが発生しなかったときに比べて、どのくらい死亡を増やしたかの数字になります。これはインフルエンザによる直接死亡ではなく、インフルエンザ関連死亡と考えていいと思います。

先に述べたように、新型コロナウイルスによる死亡者数も純粋なコロナ死だけでなく、あらゆる基礎疾患を有する人や原因不明で死亡した人も含めた数です。

第1章でも述べましたが、アメリカのCDC（疾病対策センター）では、純粋に新型コロナウイルスだけで亡くなっている人は、「全体の6％ほど」と報告しています。残りの94％は、なんらかの基礎疾患をもつ人であると推計されているのです。つまり、現在報道されている新型コロナウイルス死亡者数は、インフルエンザによる超過死亡に相当する「新型コロナウイルス関連死亡数」ということになります。

ではインフルエンザによる超過死亡数と新型コロナウイルスによる関連死亡数を比較してみましょう。

これによれば、インフルエンザによる超過死亡数は国立感染症研究所が出していました。インフルエンザの超過死亡は平均すると約1万人、多い年には4万人にもおよびます。しかもインフルエンザはほぼ冬の流行期だけです。

先ほど説明したように、新型コロナウイルスによる死亡者数（関連死亡数）は、1年間で多く見積もっても1万～2万人ほどですので、少なくとも日本においては、毎年発生していたインフルエンザのほうが「怖い感染症」となるでしょう。

新型コロナの感染流行でも、2020年は死亡者総数が1万人減少

この項のまとめとして、厚生労働省が毎年発表している人口動態統計月報年計（概数）から、日本で1年間に亡くなっている人数を見てみましょう。

- **2019年の死亡者数＝138万1093人**
- **2020年の死亡者数＝137万2648人**

日本での平均寿命の伸びと少子高齢化の影響から、高齢者人口は毎年増える傾向にありま

すので、日本人が年間に亡くなる人数は例年2万人ほど増え続けています。

しかし、新型コロナウイルスが登場した２０２０年は、なんと日本人の年間死亡者数が前年より1万人近くも減少していたということです。死亡者数の減少はじつに11年ぶりになります。

つまり、本来なら約2万人増えると推定されていた死亡者数が1万人ほど減少したことで、死亡者数が総数で「約3万人も減少している」とも考えられます。

国民の死亡者数は、どのような統計に表れてくる数字より、もっともたしかな国民の健康状態の指標になります。新型コロナウイルスの感染流行により、国民の生命を脅かす、経験したことのない感染症が広がったというイメージが先行しましたが、逆に国民の死亡者数は減っていたのです。流行初期は、未知の感染症であったことから、さまざまな対策がとられるのはある意味しかたがありません。しかし、実態がわかってきた今現在、この感染症に対する体制が変化していないどころか、当初よりも制限が強くなっているのです。

ワクチンを受ける前に「注意すべきこと」
5＝ワクチンの効果（短期的なこと、長期的なこと）短期的にも「はっきりわからない」段階

ひとくちにワクチンの効果といっても、以下のようにさまざまな種類のものがありますし、同じものでも条件により大きく変わってきます。

●予防する感染症の種類（麻疹、風疹、インフルエンザ……）の違い
●同じ感染症でもワクチンの種類（メーカーによる違い）やロットの違い
●同じワクチンでも流行しているウイルス株や変異株の違い
●同じワクチンでも評価の方法の違い

そして、ワクチンの効果には、打ってから短期間の効果と長期にわたる効果（効果の持続期間）の違いがあります。さらに、ワクチンの効果には感染を防ぐ効果、発症を防ぐ効果、重症化を防ぐ効果などの違いもあります。ですから、ワクチンの効果といった場合、これらの何を見ているのかに注意しなければなりません。しかし、いずれの場合にも共通するのは、

ワクチンの効果は「確実ではない」ということをまずは知っておきましょう。ワクチンには効果（とくに短期間の）を認めるものは存在しますので、インターネット上などで、「すべてのワクチンの効果はまったくない」というのは、いわゆるデマであり、あきらかな間違いになります。

ウイルスとワクチンを研究してきた者として、私の意見を簡潔に述べると、「一般にワクチンの効果はまったくないわけではないが、思ったほど高くはないし、長くは続かない」

ということになります。ほとんどのワクチンの持続期間は実際にはよくわかっていません。

有効率とは、発症がどれくらい減るかを比べた数字

新型コロナウイルスに対して世界ではじめて認可されたファイザー社のワクチンの効果は、「有効率95・0％」として、数字だけが強調して伝えられました。

みなさんはワクチンの「有効率95％」と聞くと、どのような印象をもたれるでしょうか。100人がワクチンを受けると、「95人の発症を防ぐことができる」というのが、一般的なイメージになるのではないでしょうか。

しかし、科学的な定義はまったく違います。ワクチン学での有効率とは、

「ワクチンを受けた場合、受けなかったときと比べて発症をどのくらいの割合で減らすか」になります。つまり、ワクチンを受ける場合のメリットから導いた率です。

では、それらをどのように評価していくのか。わかりにくいので、仮の臨床試験（ワクチンテスト）を例に具体的に追ってみましょう。いずれも結果は有効率90％です。そのいっぽうで、同じ有効率でも、その評価は大きな違いが出てきます。

ケース1＝20人参加のワクチンテストの場合

ワクチンテストに総数20人が参加しました。

Ａ「ワクチンを受けた人」10人

Ｂ「ワクチンを受けなかった人」10人

と、Ａ、Ｂふたつのグループに分け、一定期間後に何人が感染したかを見ました。結果は、

Ａ「ワクチンを受けた人」で感染した人＝1人（発症率10％）

Ｂ「ワクチンを受けなかった人」で感染した人＝10人（発症率100％）

この場合のワクチンの有効率は、Ａの「ワクチンを受けた人」の発症率を、Ｂの「ワクチンを受けなかった人」の発症率で割り、算出していきます。

●有効率 {1－(1/10÷10/10)}×100＝90%
つまり、「ワクチンを受けた」場合は、「ワクチンを受けなかった」場合に比べて、90%発症率が減るということになります。ワクチン開発者の心の声では、「すばらしい結果!」となるかもしれません。

ケース2＝2万人参加のワクチンテストの場合①

ワクチンテストに総数2万人が参加しました。
A「ワクチンを受けた人」1万人
B「ワクチンを受けなかった人」1万人
と、A、Bふたつのグループに分け、一定期間後に何人が感染したかを見ました。結果は、
A「ワクチンを受けた人」で感染した人＝300人（発症率3%）
B「ワクチンを受けなかった人」で感染した人＝3000人（発症率30%）

●有効率 {1－(300/10000÷3000/10000)}×100＝90%
「ワクチンを受けた」場合は、「ワクチンを受けなかった」場合に比べて、90%発症率

が減るということになります。最初に示した20人参加の場合と有効率は同じですが、ワクチン開発者の心の声では、「たしかに感染者数は減らせたが、それでも300人は感染するのか……」と、手放しで喜べないかもしれません。

ケース3＝2万人参加のワクチンテストの場合②

ワクチンテストに総数2万人が参加しました。

A「ワクチンを受けた人」1万人

B「ワクチンを受けなかった人」1万人

と、A、Bふたつのグループに分け、一定期間後に何人が感染したかを見ました。結果は、

A「ワクチンを受けた人」で感染した人＝1人（発症率0・01％）

B「ワクチンを受けなかった人」で感染した人＝10人（発症率0・1％）

●有効率　｛1－（1／10000÷10／10000）｝×100＝90％

　このケースでも「ワクチンを受けた」場合は、「ワクチンを受けなかった」場合に比べて、90％発症率が減るということになります。しかし、開発者の心の声は複雑かもしれません。「ワクチンを打たなくても1万人のうち、9990人は感染してない。この

ワクチンを打つ必要があるのだろうか」……そんな疑問の声が聞こえてきそうです。

ケース4＝2000万人参加のワクチンテストの場合

ワクチンテストに総数2000万人が参加しました。
A「ワクチンを受けた人」1000万人
B「ワクチンを受けなかった人」1000万人
と、A、Bふたつのグループに分け、一定期間後に何人が感染したかを見ました。結果は、
A「ワクチンを受けた人」で感染した人＝1人（発症率0・00001％）
B「ワクチンを受けなかった人」で感染した人＝10人（発症率0・0001％）

●**有効率｛1－（1／10000000÷10／10000000）｝×100＝90％**

総勢2000万人が参加した大規模なケースですが、このケースでも「ワクチンを受けた」場合は、「ワクチンを受けなかった」場合に比べて、90％発症率が減るということになります。しかし、開発者の心の声はきっと乱れることでしょう。「1000万人のうちの10人の感染を防ぐためのワクチンって、はたして需要はあるのだろうか」……と、頭を抱えるかもしれません。

ここまでの4つのワクチンテストのケースでは、ワクチンの有効率はいずれも90%です。しかし、ワクチンの評価も違えば、その効果もそれぞれまったく異なる印象になるのではないでしょうか。では、有効率95・0%と報告され、日本でもっとも使われているファイザー社製ワクチンの有効率は、先に示した4つのケースのどれに近いのでしょうか。

報告された論文の内容で確認してみます。結果は、ワクチン投与群では1万8198人中8人の発症であったのに対し、ワクチン非投与群では1万8325人中162人の発症でした。したがって、このワクチンは、発症している人に着目すると、たしかに発症者を95・0%減らしています。しかし、ワクチン投与群、非投与群ともに1万8000人以上、つまり、打っても打たなくても、ほとんどの人(99%以上)は発症していません。先ほどのワクチンテストでは、ケース3になります。

新型コロナワクチンの評価は、まだできない段階

では、現在日本で接種されている新型コロナワクチンの実際の効果はどうでしょうか。接種が早かった国では、2020年12月から新型コロナワクチンの接種が始まり、2021年は世界じゅうで急速に接種が進められています。それにともない、

「イギリスやイスラエルで感染者数（陽性者数）が大きく減少した」

「死亡者数が減少している」

と、当初は絶賛に近い評価でした。ところが、接種がさらに進んでいくにつれ、

「新たな変異株が登場したことで、効果が落ちている」

「3回目の接種が必要になる」「2回接種したあとでも、感染した人がいる」

「ワクチンを接種した人のほうが、致命率（死亡率）が高い」

と、じつにさまざまな情報が毎日のように発信されています。

しかし、これらは一部の限られた国や限られた条件内での話であり、今回の新型コロナワクチンの本当の効果は、現時点では正確な評価はまだできません。「はっきりとはわからない……」というのが、もっとも誠実な答えだと思います。

ワクチンの評価は多くの国でのデータが出そろい、以下のような情報を総合的に解析して判断しなければなりません。

- **どの種類のワクチンをどのタイミングでだれに使用したのか……**
- **ワクチン接種で感染者数（陽性者数）や重症者数、死亡者数などが減っているか、変わりないのか、増加しているのか……**
- **その変化は、接種が国民のどのくらいの割合に進んだ時点で見られたか……**

●その変化は、ワクチンを打った年齢層に合っているのか……
●変化があったのなら、それはワクチンの効果なのか、あるいは自然経過など別の要因によるものなのか……
●一度流行がおさまっても、再び感染流行が出現してないか……
●変異株が登場していないか。登場しているならそのタイミングは……
●変異株が登場したのなら、それによるワクチンの効果の変化は……
●変異株の感染力、重症度に変化はあったか……
●変異株は自然に発生したのか、ワクチンが誘導したのか……

現時点での新型コロナワクチンの効果に関して、私はおおむね次のように予測しています。

●効果はおそらくあるだろうが、それほど高くはない
●効果は長く続かない
●ワクチンが新たな変異株の登場を誘導する
●変異株には、ワクチンの効果が落ちる
●それにより、さらに大きな流行（感染爆発）がおこる
●最終的に、インフルエンザのように「毎年のワクチン接種が必要」と説明される

ワクチンを受ける前に「注意すべきこと」
6＝ワクチンの副作用（短期的なこと、長期的なこと）①
効果が過大評価され、副作用が過小評価されている

私は、自分ではワクチンの「副反応」という言葉は使いません。すべて、一般にわかりやすい「副作用」としています。

日本では、ワクチンの副作用はとても軽んじられています。仮に何か重大な副作用が表れても、接種の同意書があれば、医師の責任が問われることがないことも、多くの医師が副作用への関心を示さない理由だと思います。ワクチンには「安全神話」のようなものがあり、多くの医師や専門家もその副作用に対し、「ほとんどないか、あったとしても、たいしたことはない……」と考えているのでしょう。

今回の新型コロナウイルスのワクチンについても、こんな考え方が広まっています。

「打つことのリスクより、感染した場合のリスクのほうがはるかに大きい」

このような考えは、長期的、超長期的な視点が欠如していると言わざるを得ません。早期の副作用も重要ですが、本当に問題になるのは、接種後時間がたってからの、ワクチンとの関連がわかりにくいものにあります。

しかも、長期の副作用の情報はほとんど一般には知らされず、医師や専門家ですら知らないことが多いということです。ワクチン開発時や接種開始後にはワクチンの安全性試験が必要でもあり、論文として報告されますが、その後の長期間の調査がなされることは、ほとんどありません。

また、長期の副作用を検討するためには、個々のワクチンだけを見ていてもわからないことも多く、より包括的にさまざまな面からワクチンと病気との関係を見る視点が必要です。

ワクチンの副作用に関しても私の意見を簡潔に述べると、

「ワクチンほど効果（メリット）が過大評価され、副作用（デメリット）が過小評価されているものはない」

ということです。まず、ワクチンとの関連が強いと報告されている疾患を見てみましょう。

●**突然死**＝SIDS（シズ＝乳幼児突然死症候群）
●**脳障害**＝自閉症、LD（学習障害）、ADHD（注意欠如・多動症）、てんかん
●**神経疾患**＝ADEM（急性散在性脳脊髄炎《きゅうせいさんざいせいのうせきずいえん》）、MS（多発性硬化症）、GBS（ギラン・バレー症候群）
●**アレルギー疾患**＝アトピー性皮膚炎、喘息《ぜんそく》、食物アレルギー、アレルギー性鼻炎、アレルギー性結膜炎

●自己免疫疾患＝SLE（全身性エリテマトーデス ※全身の臓器にさまざまな症状が出る）、リウマチ、炎症性腸疾患（潰瘍性大腸炎、クローン病）
●がん
●慢性疾患＝糖尿病、腎障害、肝障害、胃腸障害、心障害

さらには、失神、骨折、耳疾患、皮膚疾患、関節炎、出血凝固異常、敗血症、睡眠障害、流産、先天異常なども、ワクチンとのかかわりが深いとされています。つまり、ほとんどすべての病気と言っていいでしょう。

ワクチンを受ける前に「注意すべきこと」
6＝ワクチンの副作用(短期的なこと、長期的なこと)②
子どもへのワクチン接種で、あらゆる病気が増えている

令和3年（2021年）である現在の日本では、子どもに対して、標準では13種類、合計28回ものワクチンを接種しています。

そんななか、ここ数年の間にワクチンの副作用に関する重要な論文が数多く発表されました。それらのうち、重要なものだけをいくつか紹介します。

まずは「ワクチン接種による副作用の決定的な証拠」を示したとても重要な論文です(https://pubmed.ncbi.nlm.nih.gov/33266457/)。

重要なのは、この論文は「ワクチンをまったく受けていない子ども」をたくさん含む、はじめての本格的な副作用報告であることです。これまでは、ワクチンをまったく受けていない子どもの数が少なすぎて、評価することができなかったのです。ですから、これまでの副作用報告の論文とは重要度が異なります。この結果は医学生の教科書などには載っていませんし、知っている医師すらほとんどいないでしょう。

このアメリカの論文によれば、10年以上の期間にひとつの小児総合病院で生まれたすべて

の子どものうち、ワクチンをひとつも接種していないのは561人で、ひとつでも接種したのは2763人でした。結果の重要な部分を示します。

●結果1＝それぞれの病気（症状）による受診の増加率では、発熱、喘息や、アレルギー性鼻炎をはじめ、けいれんを除く16の症状で、ワクチンをひとつでも接種した子どもの群が大きく増加していた。

●結果2＝ワクチンを受けた回数による受診の増加率の違い。F以外のすべてで、ワクチン接種を受けたグループで、受診の大幅な増加が見られ、その傾向は、ワクチン接種回数の増加により、著明に増加している。

A　アレルギー、呼吸器の病気　B　ADHD（注意欠如・多動症）、行動の問題
C　耳、目の病気　D　皮膚、血液の病気　E　胃腸、体重／摂食障害、けいれん
F　言語、学習、社会性、ASD（自閉症スペクトラム症）

●結果3＝トータル期間での累計受診数の比較でも、ほとんどの病気で、ワクチンをひとつも接種していない子どもに比べ、ワクチンをひとつでも接種した子どもの累積受診数は著明に増加していた。

このように、ほぼすべての病気で、ワクチン接種を受けた子どもにあきらかな来院の大幅

ワクチンを「ひとつでも接種した子ども2763人＝接種」と「ひとつも接種していない子ども561人＝非接種」の累積受診数

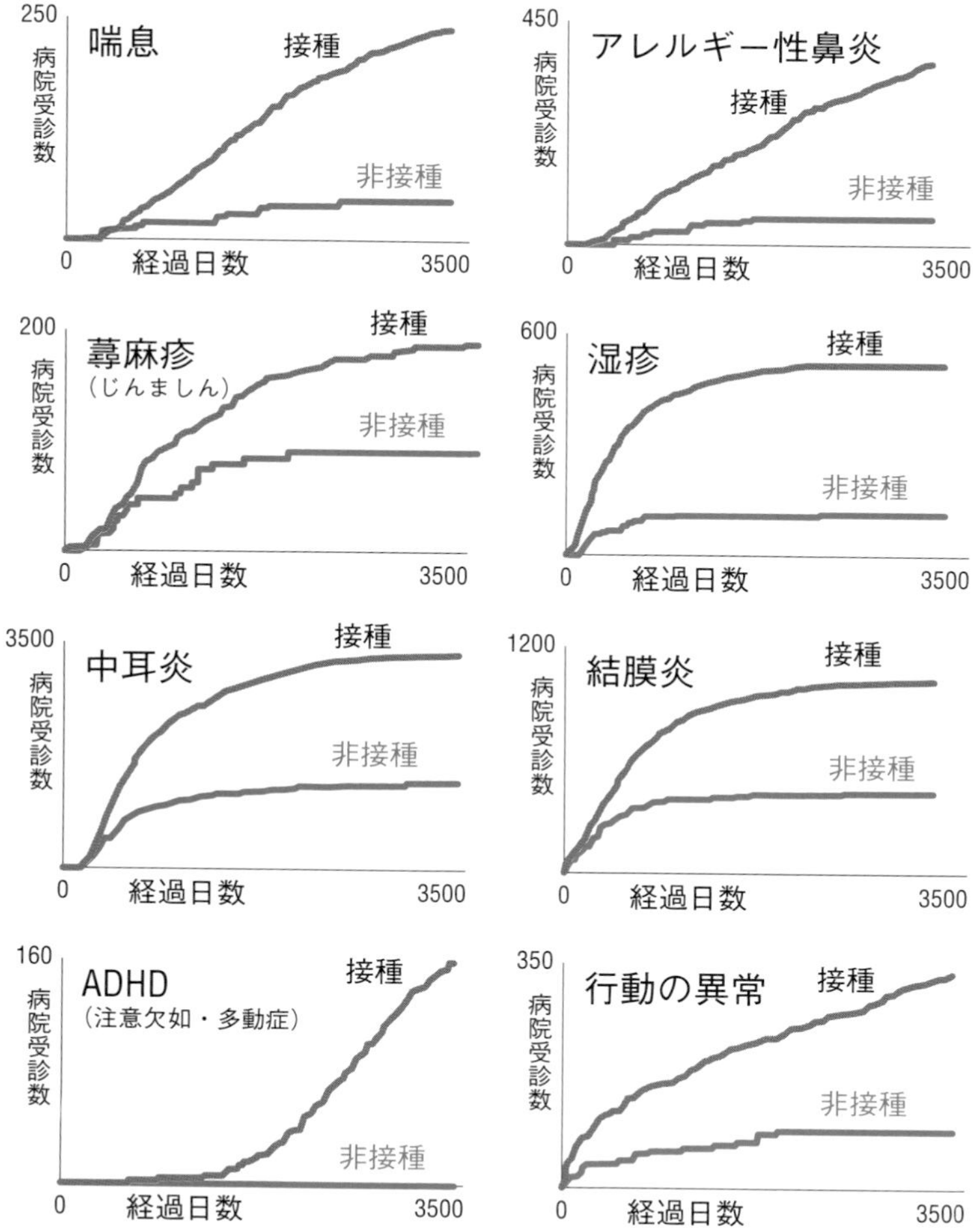

出典：MDPI/Relative Incidence of Office Visits and Cumulative Rates of Billed Diagnoses Along the Axis of Vaccination/James Lyons-Weiler,Paul Thomas
Received: 23 October 2020; Accepted: 18 November 2020; Published: 22 November 2020

な増加が見られ、その傾向は接種回数により著明に増加していたのです。

ワクチン接種と神経発達障害との強い関連性

次に子どもへのワクチン接種の長期の副作用を示したふたつ目の論文です（https://www.ncbi.nlm.nih.gov/pmc/articles/PMC7268563/）。アメリカの3歳以上の子ども2047人を解析し、1歳までにワクチンを受けた子どもが、1414人。受けなかった子どもが、633人でした。

●結果＝1歳までにワクチンを受けた子どもは3歳の時点で、喘息、耳の感染症、発達遅延の発症リスクが高くなった。

最後にワクチン接種の明確な副作用を示した3つ目の論文です（https://www.mendeley.com/catalogue/e9fcdf44-d406-3ef2-b196-4423ef9a9f53/）。アメリカのホームスクール（学校ではなく自宅で教育を受けている）の子どもで、6～12歳の666人の結果を解析しています。ワクチン接種の回数は、未接種が261人（39％）、部分接種（一部のワクチンを接種）は208人（31％）、完全接種（すべての推奨ワクチンを接種）は197人（30％）でした。

◉**結果**＝この論文も、ひとつひとつのワクチンではなく、接種したすべてのワクチンの累積による副作用を見ている。ワクチンを受けた子どもが、あらゆる急性疾患（中耳炎、肺炎）、慢性疾患（アレルギー性鼻炎、そのほかのアレルギー、湿疹・アトピー性皮膚炎）、LD（学習障害）、ADHD（注意欠如・多動症）、ASD（自閉症スペクトラム症）、神経発達障害（LD、ADHD、ASDのいずれか）、およびそれにともなう薬の使用や受診が大きく増加していた。たくさんの要因のなかで、ワクチン接種が神経発達障害ともっとも強く関係していた。

このように、ワクチンをまったく受けていない子どもを解析した最近の3つの論文は、一貫してワクチンの副作用を明確に示しています。とくに、ワクチンを受けた子どもで、神経発達障害を含めた、あらゆる病気が大きく増加していました。医師や医療関係者だけでなく、行政やマスコミ、一般の人も含め、「ワクチンが安全である」という考えは早計であり、ワクチンを接種することの安全性や意味について、根本的な再考が必要だと思います。

ワクチンを受ける前に「注意すべきこと」

6＝ワクチンの副作用（短期的なこと、長期的なこと）③

「ウイルス遺伝子がヒト遺伝子に組み込まれる」という論文が示すこと

新型コロナウイルスの感染時に、「ウイルス遺伝子がヒト遺伝子に組み込まれている」ということを証明している論文を紹介します。

この論文は、2021年5月下旬、正式な論文として世界的に有名な科学雑誌『PNAS』（アメリカ科学アカデミー紀要）で発表されました（https://www.pnas.org/content/118/21/e2105968118）。

まず、新型コロナウイルスは、RNAウイルスの仲間です。さらに、現在、世界で使用されている新型コロナワクチンは、遺伝子ワクチン（DNAワクチン、mRNAワクチン）や遺伝子組み換えワクチン（ウイルスベクターワクチン）が主流です。

日本で承認されているワクチンは、ファイザー社と武田／モデルナ社のワクチンがmRNAワクチン、アストラゼネカ社がウイルスベクターワクチンになり、いずれも今までのワクチンと異なり、ウイルス遺伝子の一部が体内に投与されることに注意してください。

厚生労働省のホームページにある「新型コロナワクチンQ＆A」（https://www.cov19-

vaccine.mhlw.go.jp/qa/0008.html）では、遺伝子情報を人体に投与することについて、現在こんな説明文が掲載されています。

《mＲＮＡ（メッセンジャーＲＮＡ）ワクチンで注射するmＲＮＡは短期間で分解されていきます。人の遺伝情報（ＤＮＡ）に組みこまれるものではありません》

しかし、この『ＰＮＡＳ』の論文では、実際の新型コロナウイルスにかかった患者で、この組み込みが起こっていることが示されているのです。ワクチン接種での報告ではないことを強調しておきますが、この報告は遺伝子ワクチンの安全性の根幹にかかわってくる可能性があります。

遺伝子とは生物のもつたんぱく質の設計図

遺伝子とはひとことで言えば、「それぞれの生物のもつたんぱく質の設計図」です。

ほとんどの生物は遺伝子の情報を伝えるものとしてＤＮＡ（デオキシリボ核酸）を使っています。人間の場合、37兆個ものすべての細胞に存在している、言わば「体の設計図」で、事件や事故の際に行われるＤＮＡ鑑定など、耳慣れた用語です。つまり、その遺伝子（設計図）を記録している本体がＤＮＡです。

ところがウイルスの場合では違います。ＤＮＡを遺伝子としてもつもの(ＤＮＡウイルス)

と、RNA（リボ核酸）を遺伝子としてもつもの（RNAウイルス）があります。簡単に説明すると、

●DNA＝二重らせん構造で安定している
●RNA＝一本鎖構造で不安定。変化に富む

と、イメージしてください。

新型コロナウイルスは、RNAウイルスであり、その遺伝情報を伝えるしくみは、まず、DNAから必要なたんぱく質の情報がRNAにコピー（転写）されます。この情報がコピーされたRNAは、ほかの部位に情報を伝えるという意味でメッセンジャーRNA（mRNA）といわれます。DNAは細胞の核の内部にあり、情報の貯蔵（設計図）を受け持ち、mRNAは核から細胞質に出て情報の伝達（作業の指示書）に使われていると考えるといいでしょう。そして細胞質でmRNAの指示書どおりにそれぞれのたんぱく質がつくられることになります。

ウイルス全体のごく一部ですが、レトロウイルスというウイルスの仲間は、通常とは逆にRNAからDNAを合成（RNA→DNA）し、さらにそのDNAを、感染した生物の細胞がもつDNAの中に組み込みます。

この「DNA→RNA」を転写といい、転写酵素が行います。反対に「RNA→DNA」を逆転写といい、逆転写酵素が行います。通常の生物や、レトロウイルス以外のウイルスはRNAからDNAをつくる必要がないため、これまでは逆転写酵素はレトロウイルスだけがもっていると考えられていたのですが、現在では同様のものが多くの生物でも見つかっています。

条件さえ整えば、RNAからDNAへの変換がおきる

ヒトでも、逆転写にかかわる酵素は「レトロトランスポゾン」という名称で知られ、ヒトの全DNA（約30億塩基対＝文字のようなものと考えてください）の40％ほどの

遺伝子発現の流れ

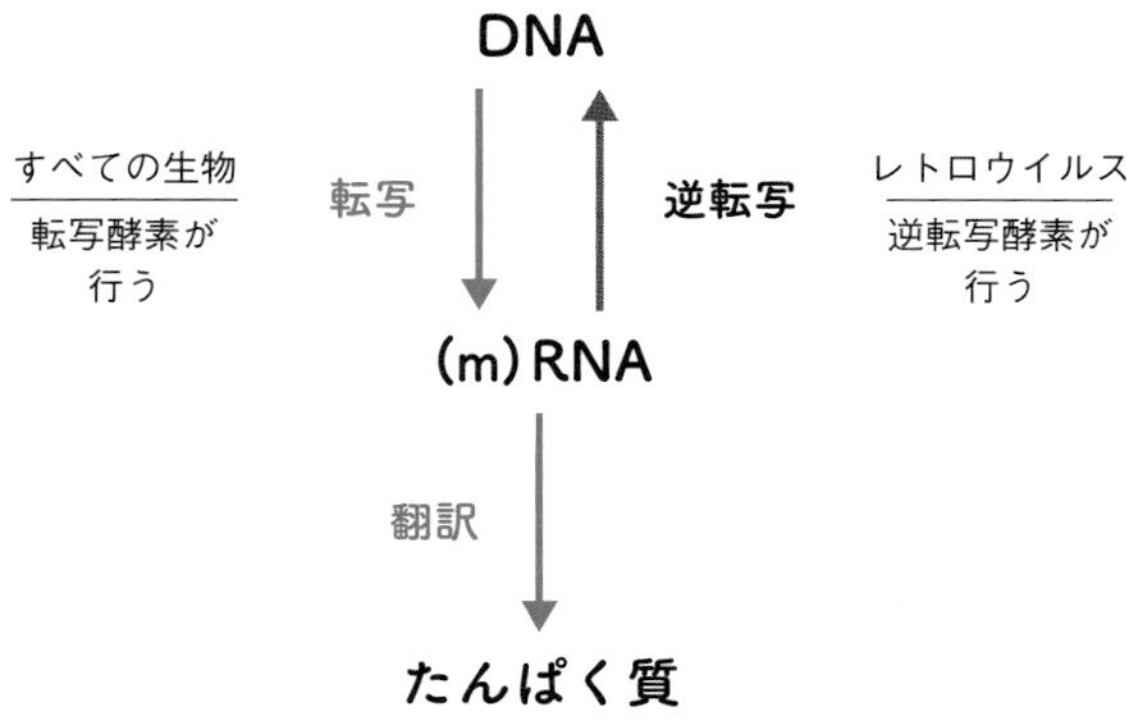

部分は、太古の昔に、この逆転写酵素の働きによりでき上がったものと推定されています。

重要なのは、ヒトでも条件さえ整えば、RNAからDNAへの変換がおこり、さらに、それがヒトの遺伝子であるDNAに組み込まれることです。

つまり、今回の新型コロナワクチンのように外来の遺伝子情報（mRNA）をヒトの体内に投与すると、それがいつでもヒトのDNAに組み込まれる可能性があることになります。

先の論文の要点をピックアップし、私の補足を加えてみます。


1＝新型コロナウイルス感染時、ウイルス遺伝子の一部がヒト遺伝子に組み込まれている

これは、「RNA→DNA」の逆転写だけではなく、組み込みもおこっているということです。実験室で培養した細胞に感染させた場合でも、実際の新型コロナウイルス感染患者から得られた細胞でも、どちらでも組み込みがおこっています。強調しておきますが、この論文は新型コロナウイルスの感染時におこっていることを示しており、ワクチン接種後に同様のことがおこることをたしかめているわけではありません。

2＝これは、ヒトのだれもがもつ転移因子「LINE－1」により行われている

現在のヒトにはレトロウイルスがもつ逆転写酵素はありません。コロナウイルスもレトロウイルスではありませんので、逆転写酵素をもちません。しかし、「LINE《ラ イ ン》－

1《ワン》」というヒトのＤＮＡ配列に逆転写活性があり、このＬＩＮＥ－１はだれもがもっていいます。つまり、逆転写酵素をもっていなくても、だれでもが組み込みをおこす可能性があることを示しています。重要なのは、ワクチン接種などにより体内に入ってきた遺伝子も、同様にヒトの細胞に組み込まれる可能性があることになります（この論文でたしかめているわけではありません）。

3＝さらに、ＬＩＮＥ－１を使っていないと推定される遺伝子組み込みもおこっている

4＝これにより感染後長期に、ＰＣＲ検査が擬陽性になる可能性がある

ＰＣＲ検査はウイルス遺伝子のごく一部（断片）を増幅して検出する検査です。この検出部分がたまたまヒトの遺伝子に組み込まれた場合、感染後に長期にＰＣＲ検査が擬陽性になる可能性が出てきます。

ＰＣＲ検査はウイルス遺伝子とヒトの遺伝子の区別ができません。これにより、ウイルス感染から回復し、生きているウイルスは完全に排除されたあとでも、この組み込まれた細胞がウイルス遺伝子をもつことになりますので、この細胞が排除されない限り、ＰＣＲ検査が陽性になり続けることになります。このときの「陽性」はウイルス自体を検出しているわけではありませんので、間違った陽性、つまり「擬陽性」になります。

5＝ただし、この組み込みが新たなウイルスを産生することはない

組み込まれるのはウイルス遺伝子全部ではなく、その一部になります。ですから、この組み込みが新たなウイルスを産生し、ウイルスがどんどん増殖したり、他人に感染したりすることはありません。

6＝この組み込みがその後、ヒトにどのような影響を与えるのかは今後の課題である

このことは、とても重要です。これまで、ヒトもコロナウイルスも逆転写酵素をもたないため、新型コロナワクチンに含まれている遺伝子がヒトに組み込まれることは「決してない」と説明され続けてきましたが、この根底が否定されたことになります。また、LINE－1についてもこれまでは「自分自身の遺伝子だけを逆転写で増幅する」と説明されてきましたが、論文では「ウイルスの遺伝子を組み込んでいる」ことが示されており、これも今までの常識と異なります。さらに論文では、このLINE－1以外の未知の機序によるウイルス遺伝子の組み込みの可能性も示しています。

私が考える遺伝子組み込みの影響には、①がん化、②自己免疫疾患の誘導、③細胞の機能異常、④次世代への影響（生殖細胞への組み込み）などがあります。ただし、あとに説明しますが、自然感染で遺伝子組み込みがおこった細胞は、キラーT細胞により排除され、特殊な場合を除き、長くは残らないと考えられます。

人類の遺伝子への知識はまだ不完全

このように、私たち人類のもつ遺伝子についての知識はまったく不完全であり、専門家であってもわかっていない部分がたくさんあると思います。これらのことは、あくまで新型コロナウイルスへの自然感染時におきていたことです。そのことが、ワクチン接種でおこるかどうかは不明です。しかし、新型コロナウイルスのワクチンは、最終的に全人類70億人以上への接種を目指しているとされます。

つまり、ほかのどのワクチン以上に安全性が求められる必要があります。重大な懸念がある場合は、即刻中止すべきだと思いますし、最低でも、説明することが誠実な対応ではないでしょうか。ましてや、わかっていないことを「絶対にない」に近い主旨で説明するべきではないでしょう。

ワクチンを受ける前に「注意すべきこと」
6＝ワクチンの副作用（短期的なこと、長期的なこと）④
自然感染とワクチン接種では、体内の反応がまるで違う

新型コロナウイルスの自然感染とワクチン接種とでは、その後に体内でおこる反応がまったく異なります。これは、副作用を考えるうえでとても重要な点になりますので、順を追ってくわしく説明していきます。やや複雑な内容になりますので、難しく感じる人は、次の簡潔なまとめだけでも把握しておきましょう。

●自然感染とワクチン接種では、入り込む細胞も、破壊される細胞も、それによっておこる結果もまったく異なる

ウイルス感染とワクチン接種では、入り込む細胞も、その後に破壊される細胞も違います。破壊される細胞は、ウイルス感染ではＡＣＥ２《エースツー》（※）陽性細胞に限定され、さらに免疫の働きにより数も少なくなります。いっぽう、ワクチン接種後に破壊される細胞は、これらの制限がかからずに全身のあるゆる細胞となり、数もとても多くなります。これらにより、ワク

チン接種をくり返せばくり返すほど、自己免疫疾患など長期的な影響が累積的に出やすくなる危険性が考えられます。※ACE2とは、新型コロナウイルスが、体の細胞に感染するための細胞上の受容体。

ウイルス感染とワクチン接種で違ってくること

では、ウイルス感染とワクチン接種でおこることの違いをより詳しく説明していきます。この違いがワクチン接種を考える際、とても重要な点になります。

1＝ウイルス感染とワクチン接種で入るRNAの構造の違い

まずは、RNA（ウイルス遺伝子）

自然感染とワクチン接種での、入り込む細胞の違い

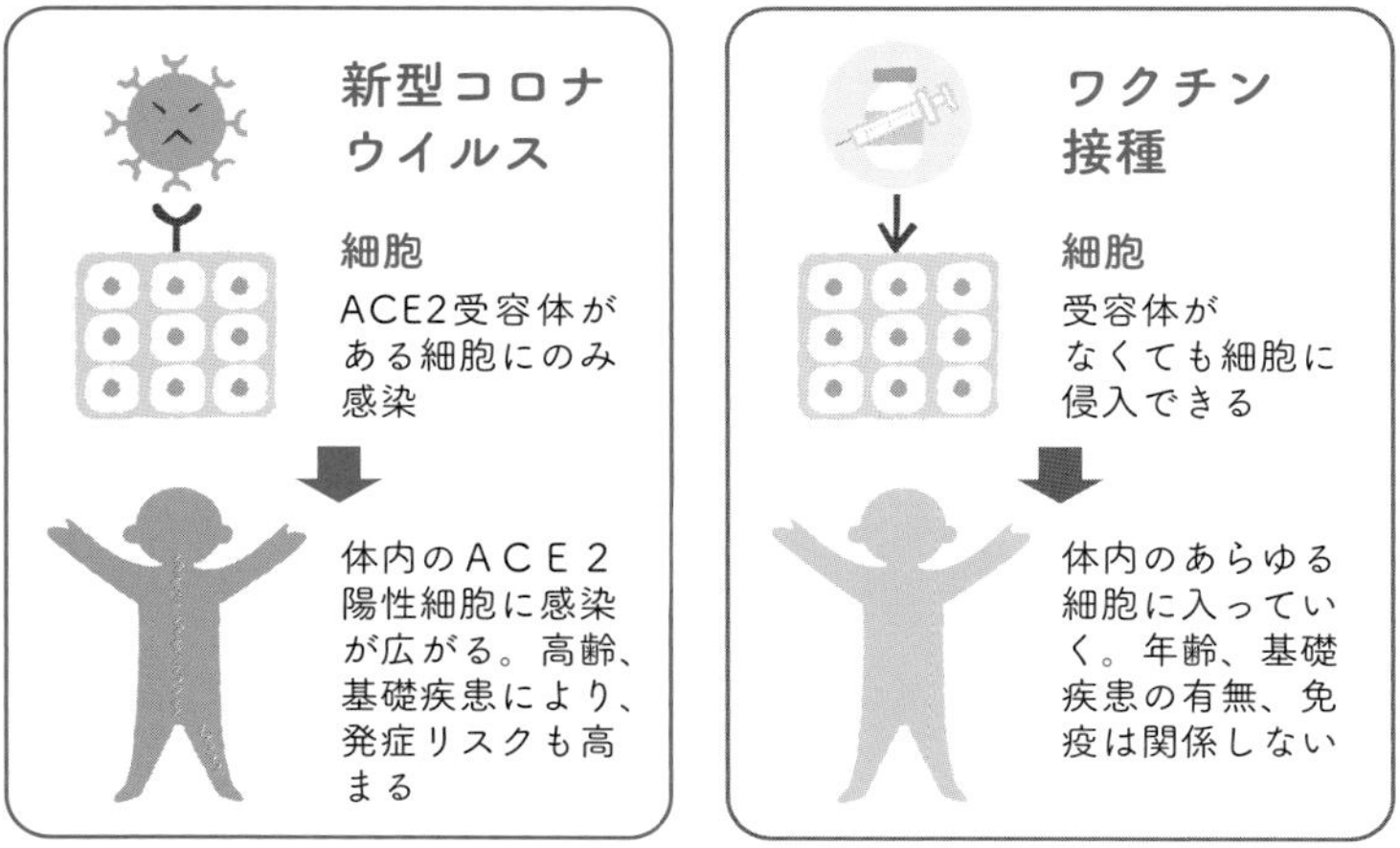

新型コロナ
ウイルス
細胞
ACE2受容体がある細胞にのみ感染
体内のACE2陽性細胞に感染が広がる。高齢、基礎疾患により、発症リスクも高まる
ワクチン
接種
細胞
受容体がなくても細胞に侵入できる
体内のあらゆる細胞に入っていく。年齢、基礎疾患の有無、免疫は関係しない

を包んでいる外側の膜の違いです。ウイルスは脂質の膜にスパイクたんぱく質（とげのようなもの）がついています。ウイルスはこのスパイクたんぱく質の受容体であるACE2をもつ細胞にだけ感染することができます。ワクチンではRNAは人工脂質の膜でくるまれています。この脂質の膜は細胞に入りやすい加工がされていて、すべての細胞に入ることができます。次に中身です。つまり、脂質の膜の内部に入っているウイルス遺伝情報の違いです。自然感染でのウイルスは、すべてのウイルスたんぱく質をコード（記憶）するRNAが入っています。対して、ワクチンでは、ウイルスのスパイクたんぱく質をコードするRNAだけが入っています。

2=ウイルス感染とワクチン接種共通のステップでもメカニズムは違う

ウイルス感染でもワクチン接種でも、共通しておこることは次のことです。

1／細胞内に入る
2／mRNA（メッセンジャーRNA）からウイルスたんぱく質をつくる（ヒトの細胞のしくみを利用してつくる）
3／ウイルスたんぱく質（異物）が免疫系を刺激して、免疫系が動き出す

これらがおこるステップは共通しますが、それぞれ違うメカニズムでおこります。そして

この違いがとても重要になります。ウイルス感染とワクチン接種で、そのメカニズムがどう異なるかを、順を追ってわかりやすく説明してみます。

①細胞内に入るステップのメカニズム

新型コロナウイルス感染の場合は、生きた状態のウイルスが気道に入るところから感染のはじめのステップが始まります。そして、ウイルスが感染できる細胞にたどり着くまでに、とてもたくさんのブロックがかかります。

まずは自然免疫が働きます。粘液にはムチン、ペルオキシダーゼ、リゾチーム、ディフェンシンなど、何十種類もの免疫物質が入っています。それを通り抜けても、気道の細胞には異物を払いのけるブラシのような構造があり、ワイパーのように運動しています。

これまでにコロナウイルスの仲間にかかったことがあり、獲得免疫がついている場合は、抗体がウイルスの細胞への付着を防御します。最後に、運よく細胞にたどり着いても、その細胞がACE2をもっていなければ細胞内に入ることができません。

いっぽう、ワクチン接種の場合は、ワクチンの成分を直接筋肉内に入れるわけですから、ウイルス感染時にかかる自然免疫のブロック（粘液やブラシ様作用など）はかかりません。また、獲得免疫の抗体があっても、たんぱく質にしか作用できませんので、人工脂質の膜であるワクチンをブロックできません。さらに、ウイルスはACE2をもつ細胞にしか感染できませんが、ワクチンはこの制限がなく、あらゆる細胞に入ってしまいます。

新型コロナワクチンのひとつを開発したファイザー社が、ワクチンの申請時に日本政府に提出した報告書には、動物実験でこのワクチンが、接種部位以外に「肝臓、ひ臓、副腎《ふくじん》、そして、卵巣にたまる」と示されています。ワクチン接種をした部位以外の臓器にたまっているということは、どのくらいの割合であるかは不明ですが、ワクチンの一部は血管を通って、全身をめぐっていると考えられます。

②mRNAからウイルスたんぱく質をつくるステップ

ヒトの細胞には、mRNAの情報をもとにたんぱく質をつくるしくみがあります。ウイルスやワクチン内のRNAは、このしくみを利用してウイルスたんぱく質を細胞内でつくります。ウイルス感染の場合は、細胞内に入ったウイルスのRNA（mRNA）は増えることができます。増えたそれぞれのmRNAから、ヒトの細胞のしくみを利用してウイルスたんぱく質（異物）をつくります。ウイルス感染時につくられるのは、スパイクたんぱく質（とげのようなもの）を含む、すべてのウイルスたんぱく質になります。

それぞれのウイルスのRNAは数日ほどで分解されますが、次々にmRNAはつくられますので、ウイルスたんぱく質はずっとつくられ続けることになります。

対して、ワクチン接種の場合は、細胞内に入ったワクチン内のウイルスのRNA（mRNA）は増えることができません。はじめに入ったmRNAからウイルスたんぱく質（異物）をつくります。ワクチン接種の場合につくられるのは、スパイクたんぱく質だけになります。ワクチン接種でのmRNAは、通常のmRNAよりも分解されにくい人工的な加工がされています。それでも、はじめの数日～10日間ほどで分解されるとされており、この期間だけウイルスたんぱく質がつくられることになります。

③ウイルスたんぱく質（異物）に対する免疫系が動き出すステップ

細胞には、つねに細胞内のたんぱく質の一部を細胞表面に出して、正常に自分のたんぱく質をつくっているか、異常をきたして自分以外のたんぱく質（異物）をつくっているのかを、免疫系にチェックしてもらう機能があります。チェックした免疫系が異常と判断した場合は、免疫細胞（キラーT細胞か、NK細胞）がただちに細胞を破壊します。これにより免疫系はがん細胞やウイルス感染細胞を排除しています。

ウイルス感染の場合もワクチン接種の場合も、細胞内でつくられたウイルスたんぱく質（異物）は、細胞表面に運ばれます。キラーT細胞がこれを見つけられない間は、細胞はウイルスたんぱく質をつくり続けられます。キラーT細胞が見つけて、異物と判断すると、その時点でその細胞は破壊されます。この反応は初感染では時間がかかりますが、感染やワクチンをくり返せばくり返すほど、早く、強く、おこります。

ウイルス感染の場合は、つくられるのはスパイクたんぱく質を含むすべてになります。感染細胞内のmRNAは増えるためなくなりませんので、ウイルスたんぱく質（異物）も細胞内でずっとつくられ続けることになります。ずっとつくられ続けますので、ウイルス感染細胞（ACE2陽性細胞）は、いつかはキラーT細胞に発見され破壊されることになります。

いっぽう、ワクチン接種の場合は、つくられるのはスパイクたんぱく質だけになります。ワクチンから細胞内に入ったmRNAは増えませんので、数日〜10日ほどで分解されなくなります。ウイルスたんぱく質（異物）がつくられる期間もこの期間だけになります。

この期間にキラーT細胞がウイルスたんぱく質（異物）を見つければ、このウイルス感染細胞は破壊されます。見つけることができなければ、その後はウイルスたんぱく質をつくりませんので、破壊されないことになります。

3＝細胞が破壊されると、体内にはどんな影響が出るのか

細胞が破壊されるとどのような影響が出るかを簡単に解説します。

たとえば心臓、肝臓、腎臓の細胞が破壊されれば、それぞれ心臓、肝臓、腎臓の正常機能に影響が出ることが考えられます。多数の細胞が破壊されれば重大な異常が出ますが、ウイルス感染、あるいはワクチンが摂取され体内に入ったのち、その後破壊されるのは、それぞれの臓器の一部になると思われますので、すぐにあきらかな症状が出ないことが多いと思います。しかし、この「症状が出ない程度の軽い影響」でも、時間がたってから大きな異常を引きおこすことがあります。とくに心配されるのは、破壊された臓器に対する自己免疫疾患です。理由はウイルス感染やワクチンの侵入により、もともとは正常な自分の細胞が破壊されるからです。自己免疫疾患は、自分の正常な細胞が壊れ、これに対して免疫ができることにより誘導されると考えられています。

ウイルス感染の場合とワクチン接種では、入り込む細胞が違うため、破壊される細胞も異なることはすでに説明しました。重要なのは、破壊される細胞は、ウイルス感染ではACE2陽性細胞に限定され、さらに免疫の働きにより数も少ないことです。

いっぽう、ワクチン接種後に破壊される細胞は、これらの制限がかからずに全身のあるゆる細胞になり、数もとても多くなります。ですから、ワクチン接種をくり返せばくり返すほど、自己免疫疾患など長期的な影響が累積的に出やすくなる危険性が考えられます。

自然感染とワクチン接種で影響を受ける細胞の違い

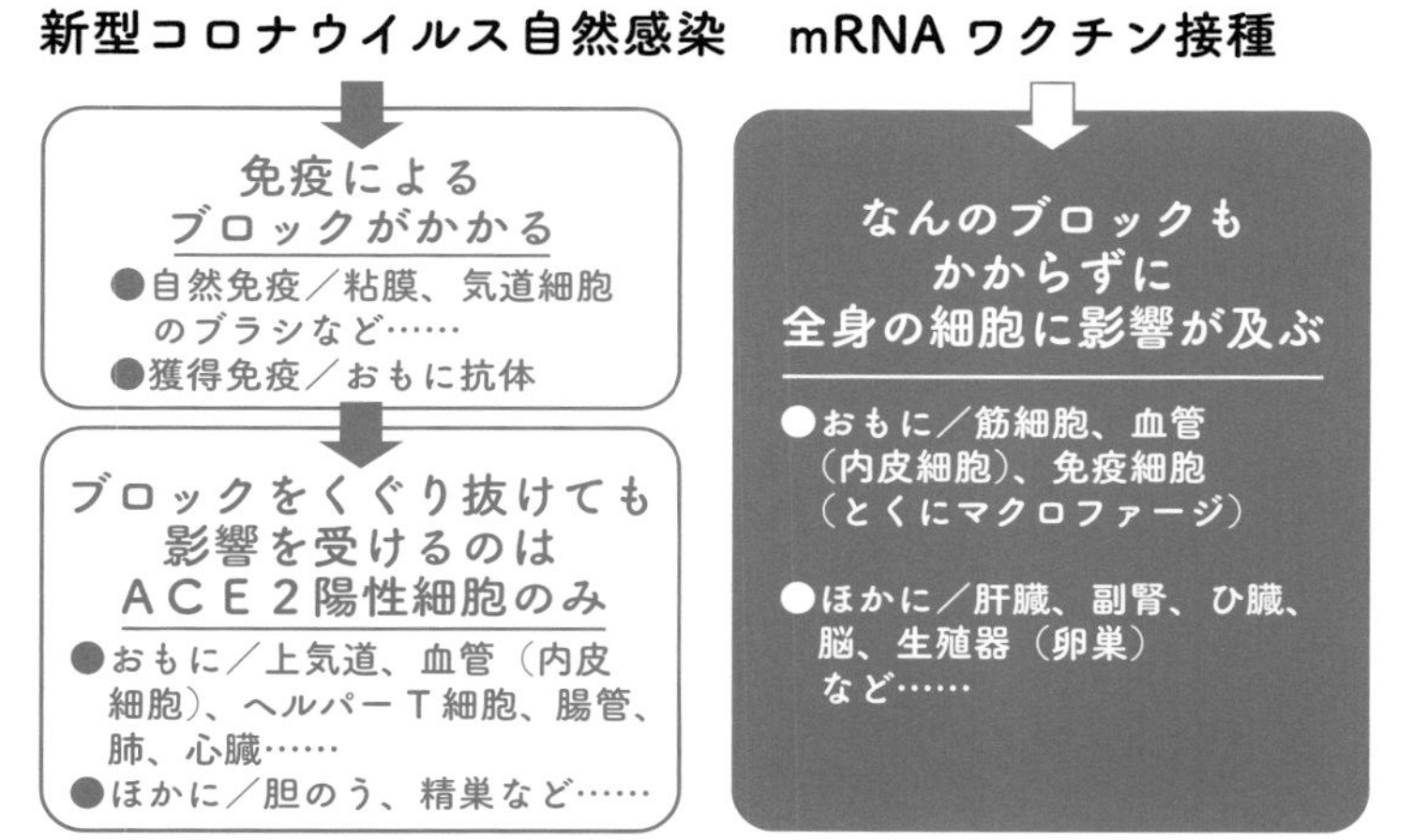
新型コロナウイルス自然感染
mRNA ワクチン接種
免疫による
ブロックがかかる
●自然免疫／粘膜、気道細胞のブラシなど……
●獲得免疫／おもに抗体
ブロックをくぐり抜けても
影響を受けるのは
ACE２陽性細胞のみ
●おもに／上気道、血管（内皮細胞）、ヘルパーT細胞、腸管、肺、心臓……
●ほかに／胆のう、精巣など……
なんのブロックも
かからずに
全身の細胞に影響が及ぶ
●おもに／筋細胞、血管（内皮細胞）、免疫細胞（とくにマクロファージ）
●ほかに／肝臓、副腎、ひ臓、脳、生殖器（卵巣）など……

自然感染とワクチン接種で残る細胞の違い

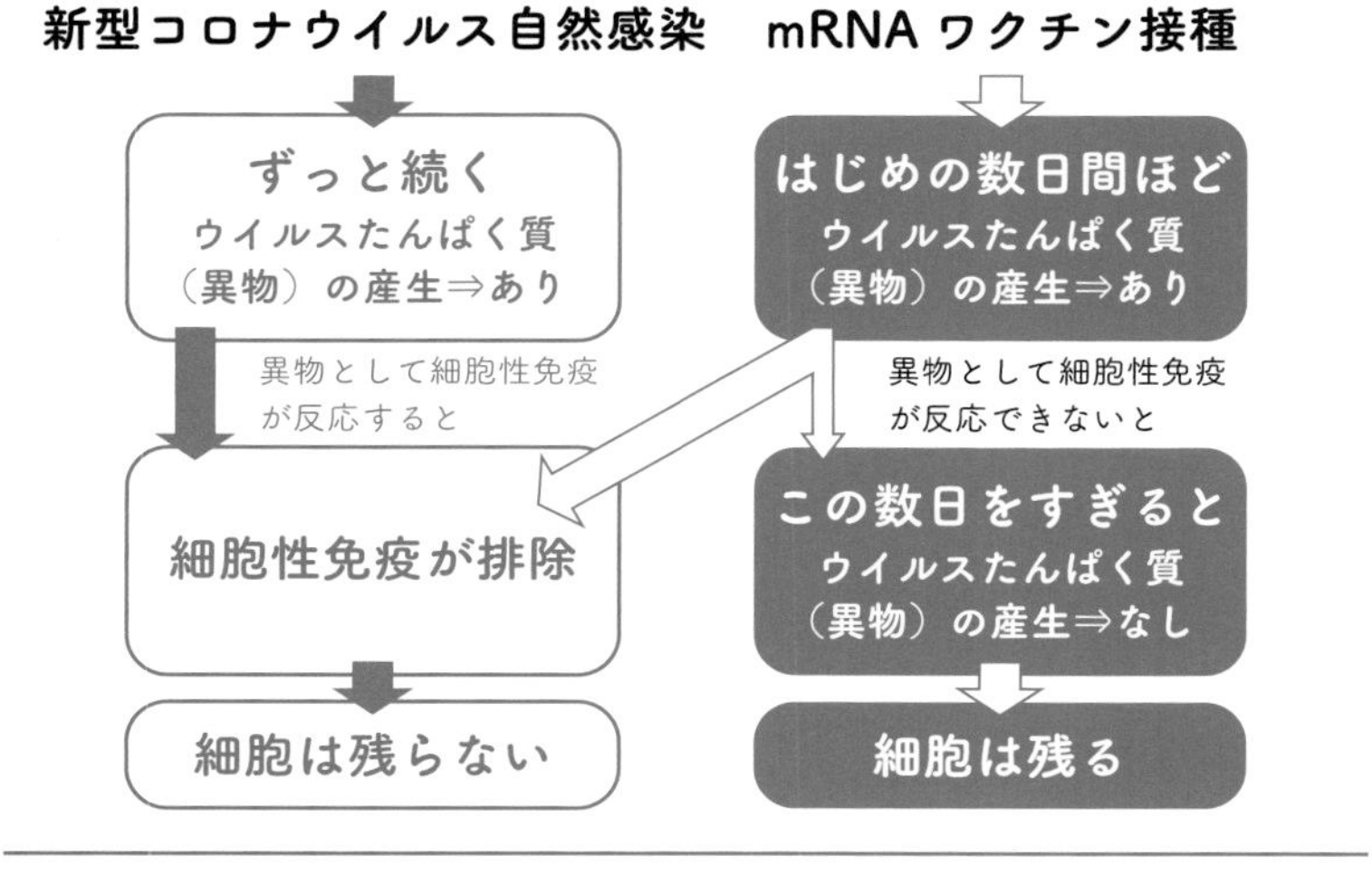
新型コロナウイルス自然感染
mRNA ワクチン接種
ずっと続く
ウイルスたんぱく質（異物）の産生⇒あり
異物として細胞性免疫が反応すると
細胞性免疫が排除
細胞は残らない
はじめの数日間ほど
ウイルスたんぱく質（異物）の産生⇒あり
異物として細胞性免疫が反応できないと
この数日をすぎると
ウイルスたんぱく質（異物）の産生⇒なし
細胞は残る

ワクチンを受ける前に「注意すべきこと」
7＝ワクチン以外の感染症対策
自己軸での対策をとり、自分自身の内なる力を高める

私の病気や健康に関しての基本的な考えは、「病気の原因のすべては、自然に反した生活にある」というものです。つまりあらゆる病気の原因は日常生活にあり、それを改善することが本当の対策になります。

医療者は国家資格を持った医学のプロとしてのさまざまなサポートはできますが、これは対症療法であり、根本的な改善ではありません。感染症に対する対策もまったく同じで、私は対策には「他者軸」の対策と「自己軸」の対策があると説明しています。

まず、他者軸の対策とは、「自分の外をなんとかする」という対策になります。新型コロナウイルスで説明すると、自分の外にウイルスという、自分に害をなす敵がいると考えます。ですから、まずはウイルス自体に感染しない対策になります。次のようなことです。

◉手洗い、うがい、マスク、ソーシャルディスタンス、あらゆる行動制限……

仮に、新型コロナウイルスに感染したとしても、ウイルスを自分以外の力でなんとかしようと考えます。さまざまな薬がこれに相当します。この第2章のテーマである「ワクチン」は、他者軸の対策にほかならないということです。

これに対して、自己軸の対策とは、自分自身の内なる力を高める対策になります。

つまり、自分自身の免疫力、抵抗力、解毒力を高めることであり、たとえ、病原菌をとり込んでも、これらが適切に働いていれば、

「病原菌を必要以上に恐れる必要はない」

という考えです。そのための日常生活（衣食住ほか）を整えることが大事であると考え、前著である『感染を恐れない暮らし方　新型コロナからあなたと家族を守る医食住50の工夫』を書きました。実際、ワクチンを受けることだけが感染に対する対策ではありません。

もちろん、未知の感染症が蔓延しているならば、他者軸の対策も、自己軸の対策も両方とも大切でしょう。しかし、他者軸の対策は対症療法的な対策で、本質的な対策ではありません。なぜなら、徹底すればするほど個人も社会も疲弊していくからです。疲弊が限界を超えると、しだいに人間の感覚も麻痺していくでしょう。

新型コロナウイルスは今後もなくなりません。

どんなに接触を避けても、どんなに身のまわりを消毒しても、どんなに薬を飲んだり、ワ

クチンを打ったりしてもです。ですから他者軸の対策をすればするほど、お金も、資源も、労力も、メンタルも疲弊していくのです。実際、多くの人々がすでに疲れきっているのではないでしょうか。

これに対して、自己軸の対策は根本療法的な対策で、こちらが本質的な対策になります。なぜなら徹底すればするほど、個人も社会もよくなるからです。

現在、世間で行われている対策は、他者軸の対策にかたよりすぎています。自己軸（自分で決める力、自分を高める力）が欠如していることが、ワクチンに限らずすべての問題の根底にあるのです。

軽い感染症には「かかったほうがいい」側面も

感染症にかかることは、悪いことなのでしょうか。人にとって重篤な感染症をもたらす病原体（ウイルス、微生物……）に対しては、感染を防ぐためにさまざまな対策が必要になることは言うまでもないでしょう。

ワクチンの歴史的意味を説明したところで述べた、かつての流行病などが代表ですが、これらの重篤な感染症は、上下水道などの公衆衛生が整っているところでは自然に発生が見られなくなります。逆な言い方をすれば、新型コロナウイルス感染症はこれらと比べても、重症な感染症でないため、「なくなることはない」ということになります。

いっぽうで私は、

「軽い感染症には、むしろかかったほうがいい」

という側面もあると思っています。一般的に強く長い免疫がつくからです。ワクチンなどの不自然な方法で防ぐことが、必ずしもよいことではないと考えています。

つまり、重篤な状態をもたらす感染症であろうが、軽症の感染症であろうとも、ワクチンは補助的な対処法として個人が使うのはかまいませんが、必ず必要なものではないということです。このことを理解するためには、感染症が人の社会で広まる原則を知っておく必要があります。それはこういうことです。

●重篤な感染症ほど広がりにくく、軽症や無症状の感染症は大きく広がる

理由は、重篤な感染症は、人が亡くなり、症状が強いために外出できなかったり、外出を自粛したり、病院などに隔離されたりすることになるからです。同時に、感染した人が次々と亡くなっていくと、その病原菌もそれ以上、ヒトを介して感染を広げられなくなるのです。よってウイルスは消失してしまうのです。

私は、軽症な感染症においては、ワクチン接種は必要ないと考えています。その大きな理

由のひとつは、ワクチンは一時的にその病原体の感染や病気の発症をおさえますが、あとになってから発症したり、集団での大流行の原因となったりすることがあるからです。これは、以下に示すようなさまざまな原因で誘発されると考えられます。

1＝ワクチン接種では、自然感染に比べて弱い免疫しかつかない

ワクチンでつく免疫は自然感染に比べて圧倒的に弱いのが特徴です。つまり、一時的に免疫はつきますが、その力は弱く、長続きもしないのです。それにより、おとなになってから感染したり、発症したりします。新型コロナウイルスもその傾向のようですが、多くの感染症はおとなになってから発症したほうが、重症化しやすく、合併症も出やすいものが多いのです。麻疹（はしか）、風疹、水痘（みずぼうそう）、流行性耳下腺炎（おたふく風邪）などはその代表です。また、母親がもつ免疫力は、母子免疫として次世代につないでいく大切なものですが、これもワクチン接種では強い免疫が得られず、次に説明するブースター効果も得られません。

2＝ワクチン接種を集団に徹底すると、ブースター効果がかからない

自然感染した場合でも、時間とともに免疫が低下していきますが、この免疫をきれいように維持しているのがブースター効果になります。一度感染して体が覚えた病原体

に対しては、二度目以降に病原体にふれた際、はじめて感染したときよりも早く、強く反応して、症状が出ないままに体を防御できるしくみのことです。

一度感染し、発症し、免疫のある人にとっては、そののちに自分のまわりで発症者が出たり、流行がおこったりしたほうが、ブースター効果が加わってむしろ都合がいいのです。つまり、他人と病原体をうつし合うことにもメリットがあり、他人にブースター効果をもたらすのです。予防接種を徹底して行うと、一時的な発症者が見られなくなり、ブースター効果が得られなくなります。

私は、社会全体として感染症を防いでいたのは、じつはこのブースター効果であると考えています。これを自然に行っていたひとつの例として、日本の祭りがあります。

日本人は、「キスしない」「ハグしない」「大きな声で話さない」……など、他人との接触を控える民族ともいわれますが、日本の祭りほど家族や知り合いを超えて、集団で密になるものはないと思っています。

そして祭りを通して、うつし合い、お互いの免疫力を高めていたのではないかと思います。これこそが、集団としての本当の免疫力であり、自然の摂理です。現代では、それが不自然なワクチンによる集団免疫に置き換えられているのです。

つまり、ワクチン接種の徹底によりブースター効果がかからないために、現代人はあっという間に免疫がきれてしまうのです。

3＝ワクチンが変異株を誘導する

多くのワクチン、とくにRNAウイルスに対するワクチンでは、ワクチン接種がウイルスの変異を誘導したり、流行の主流がワクチンの効かないタイプの株に変化する現象が見られます。ウイルスの変異は、ワクチンによる免疫を逃れるためにおこりますので、これにより変異した株は、ワクチンが効かないか、または効果が低い株になります。毎年のインフルエンザワクチンの例を見てもわかるように、もしワクチンに効果があったとしても、ウイルスはあっという間に変異して、その効果は著しく低下します。

新型コロナウイルスでも、ワクチンの2回接種後に感染する、ブレイクスルー感染が世界じゅうで報告されています。これは、おもにインド由来のデルタ株によるものとされていますが、自然におこった変異というよりも、ワクチンが誘導した変異、あるいは、ワクチンが効かない株が選択された結果と考えられます。そして、いったんは発生が減っても、その後再び、世界じゅうで感染爆発がおこっています。

4＝ワクチンが不顕性感染者を増やす

自然感染の場合は、強い免疫が誘導されるため、次に感染したときには感染自体を防ぐ可能性が高くなります。いっぽう、ワクチン接種では、不完全、不十分な免疫しかつきませんので、次に感染したときにウイルスの増殖を完全におさえられない可能性があります。その結果、不顕性感染が増え、知らずに周囲にウイルスをまき散らし、流行を拡大させる恐れがあります。これは以前より、インフルエンザなどで指摘されています。

私が軽症な感染症にワクチン接種をおすすめしない理由はほかにもたくさんあります。

●ワクチン接種でつく免疫は自然感染とは違う、不自然なものである

自然感染では多くの場合、病原体は粘液を介して感染します。これに対してワクチン接種では、通常、皮下、皮内、筋肉内など、体の内部に直接注射されます。ですから、その後に誘導される免疫はまったく違うものになります。

自然感染では、病原体をまず自然免疫系が対応し、獲得免疫系に情報が伝えられます。しかし、ワクチン接種ではこの自然の過程を無視したものになります。さらに、ワクチン接種では、免疫を強制的につけるために「アジュバント」という免疫を増強する添加物を使います。アジュバントによる健康障害はすでに多くのものが知られています。

●自然感染による免疫の学習（正常な免疫機能の獲得）ができない

私たちの暮らしている生活環境（空気、水、土、家の中も）は、おびただしい種類と数の微生物（細菌やウイルス）で覆い尽くされています。免疫系は、生まれてからずっと自分の近くにどのような微生物がいるのかを、とり込みながら確認しています。免疫系が適切に働くためには、これらの菌とつねにやりとりをして、共生するのか、排除するのか、どの程度働くのかなどの調節を練習する必要があるのです。つまり、免疫の調節には、幼少期のできるだけ早い時期から積極的に微生物とふれ合うこと、腸内細菌などの常在菌を整えることがもっとも大切なこと、と私は考えており、当初より伝え続けています。「ワクチンで免疫をつければいい」と、考える人もいらっしゃるかもしれませんが、みずから免疫の調節機能を自然に獲得していくことと、人工的に免疫をつけることとはまったく次元の違うことなのです。子どもが本来経験すべき困難をなんでも先回りして、とってしまうことが本当に丈夫な子どもを育てることにつながるでしょうか。幼少期にかかれば軽く経過する感染症に対しても、みずから克服する力を削いでしまうということの弊害も、考えていかなくてはいけないでしょう。

ワクチン接種は「他者軸」

ワクチンの章の最後にあたり、新型コロナワクチンについて、私の現時点での考えをまとめます。つまり、ワクチンの接種を受けるのは、現時点では慎重にするべきであるということです。くり返しますが、ワクチン接種は自分の意思で決めることが大切です。

●軽い感染症にはそもそもワクチンは必要ない
●重症化は、ウイルス自体の問題よりも本人の免疫の状態による
●ワクチンを打っても人に感染することを防げない
●制限を解除する指標にはなり得ない
●使われている遺伝子ワクチンは、今まで人類には使われたことのないワクチンである
●つまり、効果や安全性の評価が十分になされないまま開始されている
●遺伝子ワクチンはヒトの遺伝子に影響する可能性がある
●ウイルスは今後も変異していく点を考慮する必要がある
●これによりワクチンが効かなくなっていき、毎年打つ必要が出る
●ワクチン自体がウイルス変異を誘導し、のちに感染爆発がおこる可能性がある
●ADE(抗体依存性感染増強)を引きおこす可能性がある

※ADE(抗体依存性感染増強)とは、不完全な抗体があることによって病態が悪くなる現象のこと。ウイルスが増え、免疫の暴走などを引きおこす。

●ワクチン接種は他者軸の対策であり、問題の本質的な解決にはならない

第3章

新型コロナと免疫力

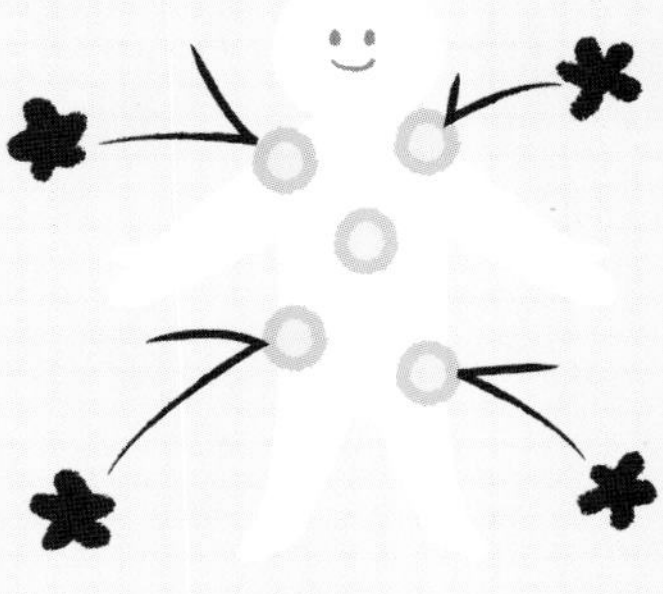

免疫とは「異物」を排除する体のしくみ。新型コロナウイルスがのどや気道に入ってきても正常に働けば感染を防いでくれるもの

新型コロナウイルスの感染拡大とともに、私たちの体の「免疫」に関係する言葉を毎日のように耳にします。「免疫力」「抗体」「集団免疫」「自然免疫」「獲得免疫」など、たくさんの言葉が使われ、さらには、

「一度新型コロナにかかった人には中和抗体ができている」

「新型コロナワクチンを接種した人の90％以上に中和抗体ができていた」

「ワクチン接種でできた抗体により、キラーT細胞が新型コロナウイルスの感染細胞を破壊する」

など、より専門的な言い方までもされるようになっています。

「免疫力」という言葉はとても便利な言葉で、「免疫力を上げる食べもの」「免疫力を上げる暮らし方」「免疫力をアップする体操」など、日常的にも使われます。しかし、じつは私たちの体に備わっている免疫系はとてつもなく大きく複雑なシステムで、いまだに人類はその全容をつかめていません。ここでは、現在、ニュースなどで伝えられている免疫のこと、あ

くまで一般に免疫としてほぼ共通に理解されている基本的なしくみを紹介します。

免疫とは、自分を守る体の働き

はじめに、「免疫とは自分を守る体の働き」と考えるといいでしょう。自分を何から守るのでしょうか？ それは自分ではないもの（非自己）になります。自分ではないもので「自分に害をなすもの」「自分に不要なもの」を免疫の一連の説明では「異物」と呼ぶことにします。

●自己＝自分
●異物＝非自己

そして、免疫とは「自己」に対する「異物」を排除することにより、自己を維持する働きになります。異物には、自分に害をなすもの（外からの異物）以外にも、今の自分に不要なもの（内から出る異物）のすべてが含まれます。たとえば、次のようなものです。

●ウイルス

●細菌、真菌（カビ）、寄生虫など
●毒素
●がん細胞（もとは自分の正常細胞）
●老廃物（細胞が出すゴミ）
●いらなくなった自分の細胞（一時的に必要だったが、今はいらない正常な細胞）
●壊れた自分の細胞
●ほかの人から移植された細胞や組織

免疫には自然免疫系と獲得免疫系がある

「免疫」という言葉はかつて、「二度感染した病気に二度とかからないこと」（二度なし）を言いました。たとえば、麻疹（はしか）に一度かかった人は、二度と麻疹（はしか）にかからないことを、「はしかに対しての免疫がついた」と表現します。この「免疫がついた」は病気以外にも普通の言葉として使われています。現在では、免疫という言葉は「二度なし」の現象だけではなく、もっと広い意味で使われています。「体を守るしくみ全体」という意味で使われているということです。

つまり、炎症もアレルギー反応も免疫のひとつであり、がんを排除することなどもすべて自分を守るという免疫機能の一部になります。
免疫系は大きく2系統あります。次のふたつです。

◉自然免疫系（常時の免疫）
◉獲得免疫系（「災害時」の免疫。ウイルス感染など）

自然免疫系は、第一の防御壁ですが、じつは侵入者（異物＝ウイルスや細菌などの病原体）が体内に入ってから働き出す免疫系ではなく、つねに異物の侵入を防いだり、排除するために動いている免疫系となります。もちろん病原体が入ってきたときも、すぐに異物と認識し排除を始めるので、自然免疫系が十分に働いていれば、異物に感染する前に退治（処理）してしまいます。

ウイルスが口や鼻、のど、気道にいても排除する

ウイルスが人の体で増えるためには、ウイルスが体内に侵入し、増えることのできる特定の細胞にくっつき、その細胞内に侵入する必要があります。通常はこの段階ではじめて「感染」と言えるのです。新型コロナウイルスの場合は、ＡＣＥ２陽性細胞にくっつくことで、

感染となります。ですから、新型コロナウイルスが口や鼻、のど、あるいは気道にいても、細胞内に侵入する前に自然免疫系が働いて排除してしまえば、感染も発症もしません。

いっぽうの獲得免疫系は、第一の防御壁である自然免疫系だけでは排除できなかった場合に動き出し、病原体の完全な排除に向かいます。言い換えれば、

「獲得免疫系は、自然免疫系の防御壁を突破されたときに働き出す」

ということで、排除できない場合もできるだけ悪さをしないように封じ込めを行います。

●自然免疫系＝つねに細胞のまわりをそうじしながら通常パトロールしている免疫系

●獲得免疫系＝通常パトロールをすり抜けていないかを判断している免疫系

まずは、このように覚えておきましょう。

異物をブロックするために最初に働くのが自然免疫系。白血球などのほか、皮膚、唾液、胃液、そして腸内細菌も働く

まずは自然免疫系から説明します。自然免疫系はその「仕事の仕方」で2種類があります。

1＝細胞ではない構造的な免疫として「異物のブロック」をするもの

皮膚、唾液、粘液、繊毛運動、胃液、常在菌などです。簡単には、免疫細胞である白血球と関係していないものという理解です。皮膚は、傷がなければほとんどすべての病原体の体への侵入を完璧に防ぎます。ですからほとんどの感染は皮膚ではなく、粘膜（気道、尿路、生殖器、目など）を介しておこります。唾液や粘膜を覆う粘液はウイルスを洗い流し、さまざまな抗菌・抗ウイルス物質を含むため、細菌やウイルスを細胞にたどり着く前に不活化します。無毒化させるということです。

繊毛運動は、気道細胞表面のブラシのような繊毛が、規則正しい動きをし、車のワイパーのようにウイルスを排除します。この働きにより、強力な酸である胃液を出す胃腸に異物を送り不活化します。胃液はほとんどのウイルスの能力を奪ってしまうのです。

常在菌は、体表や体内に備わっている細菌です。腸内細菌もそのひとつで、体の免疫の働きをコントロールしています。

2＝細胞で「異物のそうじと運搬」をするもの（白血球の仲間）

好中球、マクロファージ、NK細胞、単球、樹状細胞などです。すべて白血球の仲間と考えればいいでしょう。これらの免疫細胞の役割は、異物を食べてとり除くことです。つまり、異物をとり除くこととは、異物を食べることになります。一部の細胞が獲得免疫系への情報を伝えます。自然免疫系全体の司令塔はマクロファージが担うと考えられています。NK細胞は「ナチュラルキラー細胞」の略で、その名のとおり感染し、ウイルスに乗っ取られた細胞を直接排除できる特殊な細胞（リンパ球）で、獲得免疫系が発動するまでの先発隊になります。

ウイルスが体に入る前から働いている

自然免疫系は免疫という体を守るシステムのはじめのステップです。正確には、病原体（ウイルスや細菌）が入ってくる前からつねに働いています。決まった相手ではなく、異物ならなんにでも反応するのですが、いっぽうで「記憶」をもたないのが特徴です。自然免疫系の役割は大きく4つあります。

1＝病原体（ウイルスや細菌）が細胞に感染する前にブロックする
2＝異物（病原体であってもなくても）を免疫細胞（白血球）が食べてとり除く
3＝食べたものの情報を、もうひとつの免疫系である獲得免疫系に送る
4＝獲得免疫系が働くときにも、共同して異物を食べ、とり除く

自然免疫系が獲得免疫系に食べたものの情報を送る目的は、食べたものが「自己か、非自己（異物）か」の判定になります。異物とは、ウイルスそのもの、ウイルスに感染した細胞、壊れた細胞や組織などあらゆるものになります。

軽い感染は自然免疫だけで排除する

その仕事ぶりは、いたってまじめです。

●病原体が入る前から24時間つねにパトロールしている
●病原体が侵入したときも、まずはすぐに（正体がわからなくても）反応する

つまり、ほとんどすべての生物がもつ基本的な免疫になり、「軽い感染症は自然免疫だけで回復し、獲得免疫系の出動を必要としない」という特徴があります。そのいっぽうで、効果はマイルドであり、記憶をもちません。また、自然免疫系は独立して働く系ですが、つねに獲得免疫系と連携しているという理解が重要です。

新型コロナウイルスでは、不顕性感染がとても多いのが特徴で、約半数から3分の2にこの傾向が見られるとされています。これは、多くの場合に、ウイルスをもらっても感染する前に、あるいは感染しても、自然免疫系の働きなどで症状が出る前に治っているからと思われます。

つまり、新型コロナウイルス感染症では、自然免疫系がとても重要な働きをしているということです。自然免疫系が十分に働いている場合は、感染や発症しない、あるいは発症しても軽症で治る感染症と考えられます。

ウイルスに感染したかどうかを記憶しているのは第二の防波堤である獲得免疫系

次に、獲得免疫系の説明に入ります。

前項では、自然免疫系が十分に働いている場合は、「感染しない、発症しない」。あるいは発症しても、軽症で治るということをお伝えしました。いっぽうで、自然免疫系には「記憶」がないということもお伝えしました。つまり、自然免疫系の働きだけで新型コロナウイルス感染症が治っていたとすると、この場合は、獲得免疫系が働く前に治りますので、抗体など免疫の記憶ができないか、仮にできていたとしても働きが弱い可能性が高いのです。

抗体をつくる免疫と、細胞を攻撃する免疫

この記憶をもつところが、第一の防波堤である自然免疫系で対応できなかった場合に働くもうひとつの免疫系である獲得免疫系の特徴です。獲得免疫系にはふたつ種類があり、ともに「記憶」をもちます。獲得免疫系の司令塔はヘルパーT細胞になります。

●液性免疫（抗体系）

簡単には、抗体のことだと考えていいでしょう。抗体は、リンパ球の一種であるB細胞がヘルパーT細胞の指示を受けて活性化することでつくられます。このとき、活性化できるのは、異物につくことができる抗体をもつB細胞だけです。抗体は異物にくっつくことで働けないようにしたり、ほかの免疫系に排除をうながしたりします。ウイルスにくっつき、感染できないようにする抗体を特別に「中和抗体」と言います。抗体は、ウイルスが感染するのを防ぎますが、感染して細胞内に入ってしまったウイルスについては、直接は排除できません。

●細胞性免疫（細胞系）

細胞を破壊する専門のリンパ球であるキラーT細胞のことです。ヘルパーT細胞の指示を受けて、異物（ウイルスの場合はウイルスたんぱく質）を産生している異常な細胞（ウイルス感染細胞）を破壊できますので、ウイルスが細胞内に入ってしまっても排除できます。ヘルパーT細胞の指示がなくても異常細胞を破壊できるのが、先に説明した自然免疫系のNK細胞です。

獲得免疫系の役割は大きく以下の3つになります。

1＝自己か、異物かの判定

判定するのは、自然免疫系が運んできたものになりますので、自然免疫系が働いていないと獲得免疫系も発動しないことも重要です。また、はじめて入ってきた異物には判定に時間（数日〜1週間ほど）がかかります。

2＝異物と判定した場合に、その異物だけを排除

3＝異物の記憶

記憶を残すことで、次に入ってきたときに、すぐに対応できるようになります。記憶ができるのは、液性免疫（抗体系）と細胞性免疫（細胞系）の両方です。

ですから、「免疫＝抗体」と考えている人が多いのですが、これは正確ではありません。免疫力とは自然免疫系のふたつと獲得免疫系のふたつを合わせた、4つの力の総合力であり、抗体はそのうちのひとつになります。抗体があっても感染を防げないこともありますし、細胞性免疫だけで発症を防いでいることもあるかもしれません。新型コロナウイルスでは、結論が出ていませんが、今のところ抗体（液性免疫）よりも、自然免疫と細胞性免疫の働きが重要と思われます。

私たちの体の免疫系（自然免疫系と獲得免疫系）が働かなければ、異物のブロックができず、つまりは「感染症にかかりやすく、重症化しやすい」ということはおわかりいただけると思います。そのうえで、「ただ働けばいいのではない」ということも大切なことです。どういうことでしょうか。実際、免疫の調節がうまくいかないと、さまざまな症状が表れるのです。

●免疫の調節が悪いことでおきる現代病

アレルギー、自己免疫疾患、生活習慣病、がん、うつ、発達障害など

●新型コロナウイルス感染症で懸念されること

重症化や死亡には免疫の暴走（調節不全＝サイトカインストームなど）が関係している

免疫が「働く」とは「異物を排除すること」になりますが、その際、重要になるのはその調節能力です。調節とは具体的には次のような働きです。

「免疫反応をいつ始めるのか」
「どの程度の強さにし、いつとめるのか」

ところが、私たち現代人は、この免疫の調整能力がとても低下しているのです。次項でくわしく説明します。

新型コロナ重症化のひとつの要素である「免疫の暴走」は、まさに免疫の調節力が低下していること

じつは、現代人は免疫の働きが悪いこと以上に、免疫を調節する能力がとても低くなっています。その結果として表れているのが、アレルギーや自己免疫疾患の急増なのです。アレルギーはわずか50年前は１０００人にひとりくらいでした。もう少し前の時代、およそ70年前では1万人にひとりほどでしたが、現在では2～3人にひとりと激増しています。自己免疫疾患もアレルギーに劣らない勢いで急増しています。その理由は、免疫の調節力の低下によるものと考えられます。

●腸内細菌の状態のよしあしが免疫の調節力にはかかわっている

免疫力として実際に働いているのは私たちの体の免疫細胞ですが、働きを調節しているのは腸内細菌なのです。

●身のまわりの微生物を排除していることで腸内細菌の状態が悪くなっている

現代病の本質は、私たちが暮らしている環境や食生活にあります。産業革命以降、私

たちは身のまわりの微生物を排除している暮らしを続けています。正常な常在菌の代表でもある腸内細菌は深刻なダメージを受けているのです。

つまり、よく使われる「免疫力を上げる」という言葉も、本来は「免疫を調節する能力を上げること」とも言えるのです。

調節力の低下で、免疫が強く働きすぎる

よりわかりやすく解説するために、例としてラジオで説明してみましょう。ラジオ本体が壊れていないことでラジオは聞くことができます。それが「機能する＝働く」こととすると、スイッチやボリュームは「調節する」役割となります。

免疫が働かなければ、普通はまったく問題にならない（悪さをしていない）常在菌や常在ウイルスでも病気（感染症）になったり、軽い感染症でも重症に陥ったりするのです。また、発生したがん細胞をとり除くこともできません。ですから、まずは免疫がしっかり働かなくてはなりません。しかし、免疫はできるだけ強く働けばいいのかというと、そうではないのです。免疫が強く働きすぎると、異物だけでなく、普通は反応しなくてもいいもの（花粉や食べもの）に反応したり、自分の正常細胞や組織までも排除してしまうからです。これがア

レルギーや自己免疫疾患になります。

免疫が働かなかったり、弱すぎたりすると異物を排除できません。また、調節が悪いと、働きすぎてしまいます。ラジオのボリュームが大きすぎるとき、私たちはうるさいと感じ、ボリュームをちょうどいい音量まで下げますが、それと同じです。免疫が強すぎると自分を傷つけることになりますので、免疫は強すぎても弱すぎても問題だということができます。

生活習慣病も、感染での重症化も免疫の調節障害

さらに、急増している現代病（アレルギー、自己免疫疾患以外にも生活習慣病、がん、うつ、発達障害など）のほとんどは、免疫の調節障害＝暴走と考えてもいいのです。

そして、新型コロナウイルス感染症においては、重症化や死亡には免疫の制御機能の破綻（＝暴走）であるサイトカインストームや、ＡＲＤＳ（急性呼吸窮迫症候群）が大きな要因であると考えられています。

人間という生物は、常在菌と共生する必要がある

なぜ、現代人は免疫の調節能力が落ちているのでしょうか。

人間という生物、つまり、ヒトは単独で生きているのではなく、腸内細菌などの常在菌や常在ウイルスと共存している生態系（超個体）なのです。これらは本来は異物（非自己）なのですが、共存していれば自己のようになり、排除されません。常在菌や常在ウイルスは、自分の身のまわりの微生物をとり込むことでできていきます。免疫系は、生まれてからずっと自分の近くにどのような微生物がいるのかを確認し、共存する菌を体内にとり込んでいきます。その際、共存できない微生物は排除もします。

こうして生態系のひとつのしくみとして免疫系が適切に働くためには、これらの微生物とつねにやりとりをして、「どこから排除を開始するのか」「どの程度働いてもらうか」――などの調節をつねに〝練習する〟必要があるのです。

免疫力を上げること＝免疫を適切に調節すること

つまり、免疫の調節は普段からの〝訓練しだい〟なのです。それで免疫の暴走も防ぐことができるのです。私たちは、身のまわりの微生物とふれ合い、腸内細菌などの常在菌を整え、育むことが、免疫を調節するうえではもっとも本質的なことになります。

そのためにはできるだけ自然に沿った暮らし方が大切です。逆に言えば、不自然なことをしないということです。たとえば、現在感染対策として推奨されている手洗い、手指消毒の徹底、滅菌・除菌対策の強化などは、常在菌にとってはダメージとなってしまうのです。

食生活を中心とした自然に沿った暮らし方は、拙著『感染を恐れない暮らし方　新型コロナからあなたと家族を守る医食住50の工夫』にまとめてあります。

そこで、第4章からは、心と体から、腸内細菌を元気にする暮らし方を紹介していきます。

生き方にも通じるものです。それが病気を遠ざけ、みずから治ろうとする力＝自然治癒力を育むことにつながります。

第4章

不自然な生活をあらためて自然治癒力を引き出す

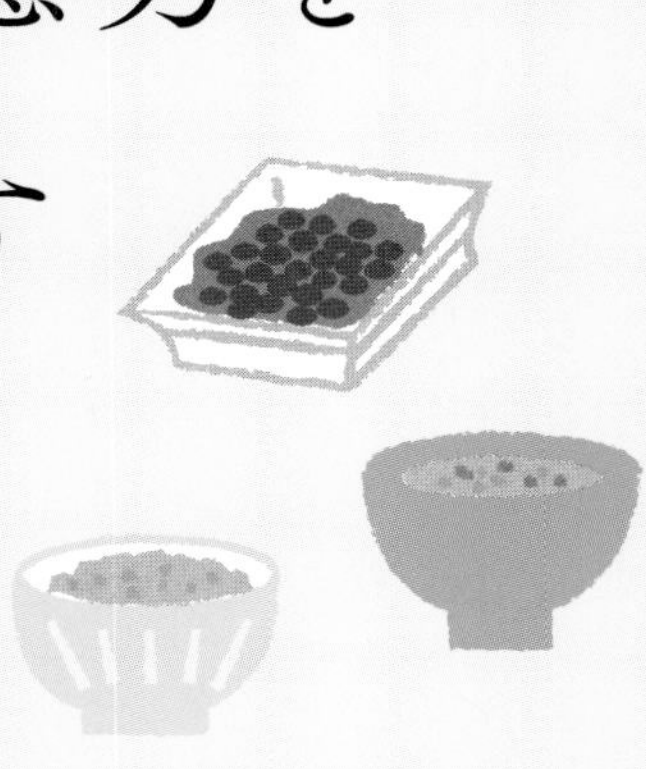

まずは自分の生活を見直す。それが自己軸による感染を恐れない生き方につながっていく

新型コロナウイルスで重症化リスクの高い人は、高齢者と、基礎疾患のある人とされています。つまり、老化と生活習慣病が高リスクと言っていいでしょう。その理由は次のようなことからです。

新型コロナウイルスでは、口や鼻から吸い込んだウイルスが、おもに舌、鼻、肺などの気道上の、ACE2をもつ細胞（ACE2陽性細胞）に感染することから始まると考えられています。ACE2がおもに発現している細胞は、上気道、血管、腸、肺、心臓、胆のう、精巣などになりますが、すべての人が同じように発現しているわけではなく、年齢や基礎疾患の状態により大きく変わってきます。

ACE2が多くの細胞で発現している人をひとことで説明すると、

「血管に負荷がかかっている人」

となります。つまり、加齢とあらゆる基礎疾患のある人になり、これはまさに新型コロナ

ウイルス感染症のハイリスク者そのものです。

いずれも動脈硬化など、血管の硬化やダメージを引きおこしがちですが、これは必ずしも高齢者ばかりではないということです。若くてもそうした状態になっている人はいます。

新型コロナウイルス感染症に限らず、すべての病気に共通することですが、病気になったということは、今までの生活のどこかに問題があったと考えられます。きびしい言い方かもしれませんが、不自然な生活の結果として、病気になったということです。逆に言えば、「病気はサイン」でもあるのです。

すべての病気には特効薬も万能薬もない

ですから、病気になったときは、まず自分の生活を見直すことから始めましょう。そして、病気の原因に気づき、自分と素直に向き合うことが、回復の第一歩になります。

また、すべての慢性の病気にあてはまりますが、いわゆる特効薬や万能な治療法はありません。医療だけに依存するのではなく、まずは、食事や生活を改善しましょう。すべては、自然に沿った暮らし方で、腸内細菌を元気にする生活に集約されます。

自己軸による対策こそが、感染を恐れない生き方につながっていきます。

病気にならないように予防することは重要だが、それは予防接種を受け、人間ドックを受けることではない

「すべての病気の原因は自然のしくみに反した生活にある」

このことが、病気のもっとも根本にある、たったひとつのシンプルな法則です。病気になったということは、今やっていること、今までやってきたことに問題があったということです。ですから、病気になったときは、まず自分の生活を見直すことから始めましょう。病気の原因に気づき、自分と素直に向き合うことが、回復の第一歩です。

また、健康になるためには、身体的なことと精神的なことの、両方とも大切です。身体的なこととは、食べものや飲みもの、身につけるもの、住むところなど、あらゆる生活環境を、体にとって害にならないものにするということです。精神的なこととは、本当の自分が表現できていることです。

さらに重要なことは、病気になってから治療することよりも、病気にならないようにすることです。この章では、多くの人たちが抱えている不調や現代病の予防について具体的に示していきます。

ただし、「病気を予防する」というと、予防接種を積極的に受けたり、健診や人間ドックを受けて早期に病気を発見したりすることをイメージされるかもしれませんが、そうではありません。これらは他者軸の対策であり、本質的なことは、自分の力を高めるために「日常生活をどう生きるか」ということに尽きます。

- 何を食べるか、何を飲むか
- どんな服を着るのか
- どんな住環境にするのか
- どのように体を動かすか、休めるか（何時におきるか、寝るか）
- どのように自分を実現するか（どのように日々を楽しむか）
- 何を大切に生きるのか
- 子どもに何を伝えるか……

ひとつひとつについて、なるべく自然に近づける、不自然なことをしないことが基本になります。何が自然に沿っているか迷ったときは、腸内細菌や環境にいいものを選んでいけば大丈夫です。苦しんで何かをするのではなく、心から楽しく気持ちよく、前向きに生きることも大切です。

体を大切にしないことの意味

現代の日本では飽食が進み、その気になれば、食も生活も好き勝手にできます。今のところ医療保険も充実しており、病気になっても気軽に医療を受けられます。しかし、自分の体は、本当は自分だけのものではないのです。「病気になっても自分が苦しむだけだからいい。好きなように生きて死ぬなら本望だ」などと言う人もいますが、それは傲慢な考えと言えます。国民皆保険制度の日本では、医療費の一部（通常1〜3割）を負担するだけで医療を受けられますが、残りは社会全体で負担しています。

より身近なところをふり返っても、自分の存在は自分だけではなく、先祖から綿々と続いてきた親、きょうだい、家族、親戚の助けがあってのものです。さらに友だちや学校の先生、職場の同僚など、数えきれない人の援助のうえに、今の生活があるのです。

グローバルな視点から見れば、地球上のすべてのものはつながって循環しており、人や動物、植物、微生物もすべて、地球の分身であり、支え合って生きています。人間の体もその大きな循環の一部であり、すべてのものの営みのうえに成り立っているのです。自分の体を大切にしないことは、これらすべてをないがしろにすることであり、自分だけの問題ではないのです。さらに、今私たちがしている行為が、未来の子どもたちに与える影響も考えなければいけません。

身のまわりの微生物の働き

微生物は、不要なものを分解し、いったん地球に戻し、再び生物や植物に変化させるという、地球の循環の要となる役割を果たしています。

1 不要なものを分解する	微生物は、不自然なものや、死んだもの、傷んだものなど、役割を終えたものを分解する。いっぽうで健康なものや、自然に沿ったものには害を与えない。
2 有機物を分解する過程でさまざまな毒の浄化をする	さまざまな毒とは、農薬、化学肥料、公害、合成洗剤、添加物、放射能など。毒が少量であれば微生物が分解してくれるが、現代社会は化学物質などの毒にまみれており、微生物の力がおよぶ範囲を超えていると考えられる。
3 有機物を分解し、植物に養分を供給する	

地球のために微生物が果たす役割

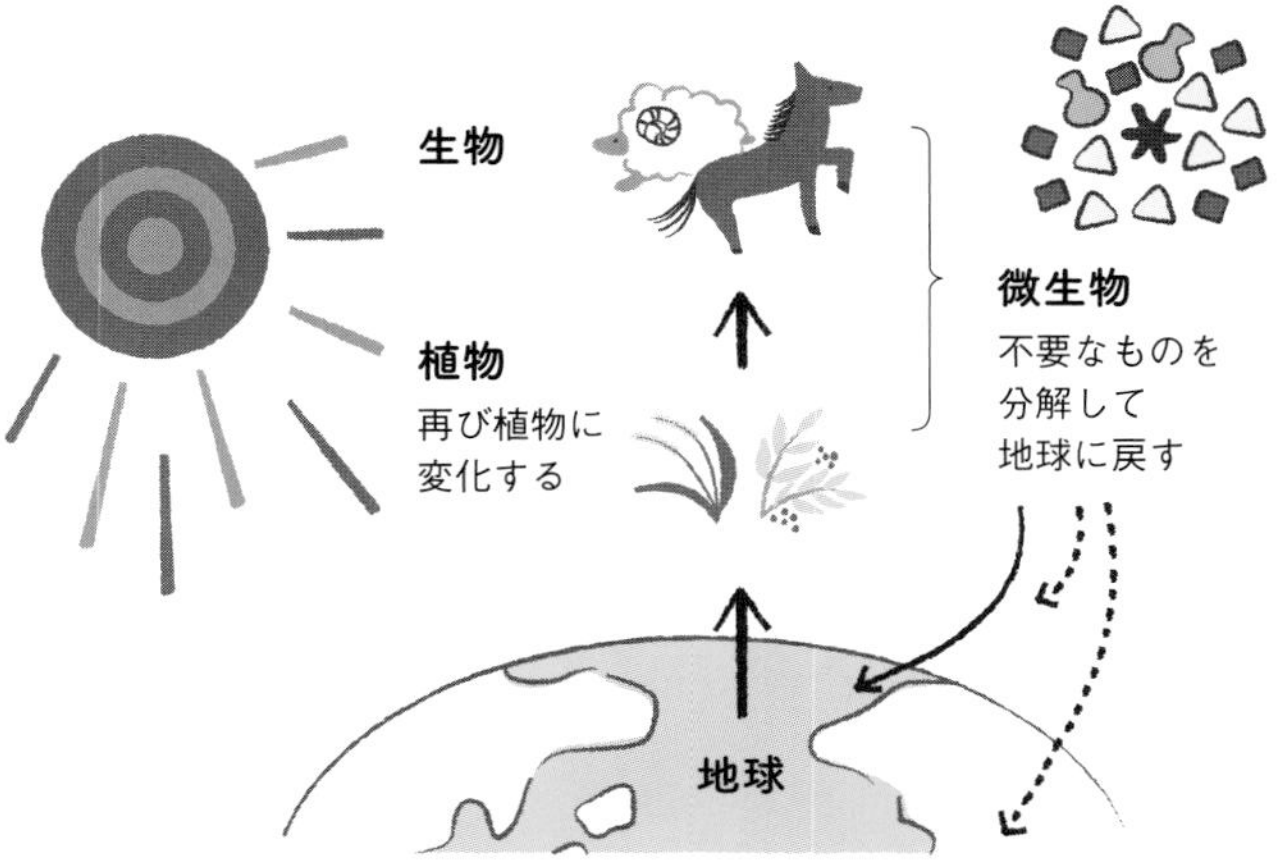

活動時に活発になる交感神経と、休息時に働く副交感神経。そのバランスが崩れると病気になる

次は、自然に反した生活がどのように病気を引きおこしていくのかを、自律神経の働きから説明します。

自律神経とは、自分の意思とは関係なく、自動的に全身の臓器や器官などの働きを調節し、生命活動を維持している神経のことです。私たちは、寝ているときを思えばわかるように、特別意識しなくても心臓が動いているし、呼吸をしているし、汗をかいたりしながら、体温が調節されています。食事をすれば、消化・吸収が行われていきます。

このように、自律神経は、呼吸、循環、代謝、体温、吸収、分泌、排泄、生殖などの、私たちのあらゆる生命活動に関係し、それらを自動的に調節してくれている神経です。

自律神経には、「交感神経」と「副交感神経」があります。

交感神経は、昼間などの活動時や興奮時に優位になる人の活動を支える神経で、自動車にたとえればアクセルと考えていいでしょう。

いっぽう副交感神経は、夜間などの休息時やリラックス時に優位になる人の休息を支える

神経で、自動車にたとえればブレーキにあたります。まず、自律神経の特徴をまとめます。

●交感神経と副交感神経は臓器や器官に対して、互いに反対の作用をする
●それぞれが、シーソーのようにバランスをとっている
●いっぽうが優位になれば、いっぽうは抑制されるが、どちらかがゼロになることはない
●気温、気圧、湿度、季節、光、昼夜、磁気、電磁波、酸素濃度などの影響を受ける
●心の状態にも密接に関係している
●年齢、性別によっても変化する

次に、自律神経と病気の関係を見ていきましょう。

交感神経と副交感神経は、活動や休息によっていっぽうが優位になるのですが、どちらが働くのがいい、悪いということではなく、どちらも必要で、適度に働いている状態がいちばんいいのです。つまり、バランスが重要です。どちらかいっぽうだけが長期にわたって過剰に働きすぎることには問題があり、病気をつくっていく原因になります。

これらのことは、かつて新潟大学医学部名誉教授であった安保徹先生が提唱されています。

働きすぎだけでなく、睡眠不足、運動不足、日光不足、食べすぎ、飲みすぎもストレスがかかりすぎる不自然な生活

自然に反した生活には、ストレスがかかりすぎている場合と、ストレスがかからなさすぎている場合とがあります。もしストレスがかかりすぎる状態が続くと、自律神経の交感神経が一方的に優位に働きすぎて、副交感神経が抑制された状態となります。この状態が長く続くと、体にはさまざまな反応が表れます。

1＝冷え
2＝酵素の消費
3＝活性酸素の増加
4＝免疫力の低下
5＝分泌する能力の低下
6＝排泄・解毒する能力の低下

これらのどれもが、多くの病気を引きおこす原因となります。たとえば、昔からよく、「冷えは万病のもと」といわれますが、逆に冷えを解消することで、病気が治ったり改善したりすることが知られています。同じように、「酵素が枯渇することが、万病の原因である」という意見もあります。

「一生分の酵素を使いきった時点で寿命が尽きる」

と言う人もいます。それを理由にさまざまな酵素を補う健康法がブームになっていたりします。

活性酸素の増加がほとんどの病気（病気全体の85％以上）に関係している、という報告があるように、「活性酸素の増加も万病の原因」です。活性酸素をそうじしてくれるビタミンA、ビタミンC、ビタミンE、α《アルファ》－リポ酸、コエンザイムQ10などの抗酸化物質の摂取を指導する人もいますが、私はサプリメントは基本的に不要で、必要な栄養素は食べものから工夫してとるべきだと考えています。

交感神経の持続的な緊張状態が病気のもと

免疫は感染の防御、炎症のコントロール、がん細胞の除去など、私たちの健康の維持のためにもっとも大切な機能ですので、免疫力の低下ももちろん万病につながります。このように、ストレス、冷え、活性酸素の増加など、ひとつひとつが病気の原因となりうるのですが、これらの根底には、「交感神経の持続的な緊張状態」という、たったひとつの共通する状態があるのです。

そして、ストレスがかかりすぎているという不自然な生活こそが、この交感神経が優位にかたよりすぎた状態を引きおこしているのです。

ストレスがかかりすぎる生活には、じつにいろいろな状況がありますが、身体的、環境的、精神的の3つに大きく分けられます。

身体的には、働きすぎ、長時間労働、重労働、睡眠不足、運動不足、日光不足、食べすぎ、飲みすぎなど。働きすぎて身体的に無理がかかりすぎている人は、おとなやお年寄りに多く見られます。

環境的には、食品添加物、放射能、化学肥料、農薬、遺伝子組み換え作物、抗菌グッズ、薬など。精神的には、仕事関係や対人関係、そのほかの長く続く不安や悩み、不満など。こういったストレス過剰な生活が、交感神経を緊張状態にさせています。

冷えは万病のもと。砂糖、ファストフード、レトルト食品を見直し、体を温める工夫をする

昔から、「冷えは万病のもと」といわれます。現代は、自然とかけ離れた生活をおくっている影響で、おとなだけではなく、子どもたちの体温まで低下しています。

冷えがさまざまな病気につながる理由は、血流の低下を引きおこすからです。これには自律神経が関係しています。体が冷えると、交感神経の働きにより血管が収縮し、全身の血流を悪くするのです。血流が低下すると、細胞には酸素や栄養分が行き渡らなくなります。不要になった老廃物や二酸化炭素の回収も遅くなります。

細胞の機能を維持する新陳代謝は、体温が1度下がるたびに2割ほど減るとされています。交感神経の亢進は活性酸素を増加させます。さまざまな生命活動を支えている酵素を適切に働かせるためにも、適切な体温（36度台後半）が必要です。体温が低下するとともに、免疫力も低下します。冷えはあらゆる病気をつくるもとになっているのです。

ではなぜ、現代人の体温が下がっているのでしょうか。

具体的な理由として、不規則な生活、ストレス、睡眠時間の減少、冷房、体を冷やす服装、

運動不足などがあげられます。さらに、食事も冷えに深く関係しています。

冷たい食べものや飲みものが体を冷やすことは容易に想像できますよね。ほかにも、体を冷やす食べものである砂糖や精製食品の摂取が増えるいっぽうで、体を温める食べものである塩は摂取を控えられ、根菜類もあまり食べなくなってきています。

ファストフードやレトルト食品は体を冷やす

ファストフード、レトルト食品や冷凍食品、缶詰なども、体を冷やす食品です。食品添加物をはじめとした化学物質の解毒や排出に、たくさんのエネルギーを消費してしまうのです。食べすぎもよくありません。消化・吸収にエネルギーが使われ、消化管に血流が集中することにより、全身の冷えを招くからです。

まずは、冷える原因になっている生活や食事を見直し、自然に沿ったものに戻しましょう。冷房の使いすぎに注意し、夏でも体を冷やさない服装を心がけます。足首や首など、冷えやすい部分を保護するだけでも効果があります。入浴は、シャワーではなく湯船につかりましょう。ストレスの少ない生活を心がけ、リラックスして、十分な休養をとりましょう。とくに日々の「笑い」は、体を温めることにも効果があります。

健康の原則は「頭寒足熱」。衣類や住まいには自然素材をとり入れ、温水洗浄便座の使いすぎにも注意

健康の原則である、「頭寒足熱《ずかんそくねつ》」をご存じでしょうか。

「頭を冷やし、足を温めましょう」

ということですが、具体的には「横隔膜より上」を冷やし、「横隔膜より下」を温めます。

ただし、子どもは、足を温める必要はありません。冬のとくに寒い日以外は、裸足で過ごすことが健康的です。とくに微生物が多い土や草の上を歩くといいのです。活発に動いているときは、肌寒い日でも着せすぎる必要はなく、薄着でもいいでしょう。

ただし、小さい子どもほど、急速に体温が下がりやすいため、汗をかいて遊んだあとなどは、服を着せて温めてあげる必要があります。

衣服は、化学繊維、農薬の多い木綿の衣類よりも、麻、竹、木綿（オーガニックコットン）、絹などの自然素材のものを選びましょう。色も草木染めなど、自然のものが心を落ち着かせます。

あかちゃんのオムツや、生理用品も布で

また、赤ちゃんのオムツや、女性の生理用品は、石油などの合成素材でつくられているものではなく、布オムツ、布ナプキンをおすすめします。子どもであれば、欲求もわかりやすくなり、子ども自身の五感を育みます。大人の布ナプキンも同じで、吸収率の高い外性器から化学物質が入ることを防ぎ、月経トラブルが軽減されたり、経血コントロールができるようになったりするなど、自身の体調管理にも役立ちます。何より地球環境にやさしいというメリットがあります。生活の仕方に応じて市販のものと使い分けるなど、工夫しだいで案外ラクにできるので、可能な範囲でトライしてみてはいかがでしょうか。

住まいにもなるべく自然素材をとり入れる

本来なら、住まいも麻、竹、木などの自然素材をとり入れた、昔ながらの通気性のいい日本家屋が望ましいところですが、最近では気密性の高いマンションなどが増え、住環境も自然から遠ざかっています。せめて、窓を開けるなどして、こまめに空気の入れ替えをしましょう。

また、外の気温と室内の温度の差を5度以内に保つようにするといいですね。なるべく、

室内全体を冷暖房するエアコンなどの空調は控えめにし、夏は扇風機、冬はこたつというように、部屋の一部だけを暖めたり、冷やしたりする工夫をしましょう。

温水洗浄便座の使いすぎにも注意

最近は、どこの家庭でも洋式トイレになりましたが、温水洗浄便座やビデの使いすぎには気をつけましょう。常在菌を排除しすぎる行為が逆に、肛門部や膣の感染症の頻度を増やしています。健康にとっては、これらは基本的に使用しないほうがいいのです。

電子レンジは必要最低限に

家電製品も同じです。毎日の生活を便利にしてくれる家電製品ですが、そのため私たちはさまざまな電磁波に囲まれるようになりました。とくに電子レンジの電磁波の多用は、食品の質を変成させます。電磁波すべてをとり除くことは困難ですが、電子レンジと電磁調理器は必要最低限にしたほうがいいでしょう。

高血圧は塩分をおさえるより、食べすぎや運動不足を改善し、持続的なストレスの軽減につとめる

高血圧とは、最大血圧が140㎜Hg（ミリメートルエイチジー）以上、最小血圧が90㎜Hg以上である状態を言います。

腎臓や副腎、甲状腺などの内分泌の異常に原因がある高血圧を「二次性高血圧」といい、全体の10％以下です。残り90％以上は、その原因を特定できない「本態性高血圧」です。

一般的に、遺伝、塩分の過剰摂取、肥満、運動不足、飲酒、喫煙、睡眠不足などが、高血圧の誘因とされていますが、実際には、「動脈硬化」や「持続的なストレス」の影響のほうが大きいと思われます。

とくに塩分に関して減塩食が推奨されていますが、一般に使われている精製された塩は、塩化ナトリウム以外のミネラルがとり除かれた、とても自然のバランスを欠いたものです。

制限すべきはこうした精製塩です。天然塩（天然海塩）であれば、過剰に控える必要はありません。というのも、海水には100～200種類ものミネラルが含まれています。たとえば血圧を正常に保つためには、いくつものミネラルのバランスを保つ必要があるのです。

むしろ現代人はミネラル不足の状態にあり、これが体のあらゆる不調に関係しています。心臓や腎臓に問題のない人（簡単には、水分をとってもむくまない人になります）は、むしろ天然塩を積極的にとるくらいのほうがいいのです。

動脈硬化の原因から改善していく

高血圧は、動脈硬化により通常の圧では血流を維持できないため、心臓ががんばって圧を上げている状態です。一般には、動脈硬化自体に効く薬はないとされ、降圧剤や補助的にコレステロールを下げる薬による治療が行われます。

しかし実際は、食べすぎ、瘀血《おけつ》（肉食過多などが原因で血が汚れること）、カルシウム過剰、糖過剰（糖質制限食をすすめているわけではありません）、運動不足、微生物の排除による慢性の炎症などが組み合わさることでおきます。

動脈硬化の原因を省みず、薬で血圧やコレステロールを下げたり、塩分を控えたりしても、根本の改善にはなりません。

新型コロナウイルス感染症も動脈硬化を含めた血管にダメージがある人がハイリスクです。血管に限らず、全身の細胞は平均6か月で入れ替わるため、食事や生活を正すことによって、動脈硬化も改善することができるのです。

持続的なストレスをおさえていく

また、持続的なストレスがあると、自律神経のバランスを崩し、心臓の収縮も強くなるため血管がしぼられ、血圧が上昇します。高血圧自体に自覚症状はほとんどありませんが、頭痛、肩こり、めまいなどの症状が出ることがあります。

高血圧の人は、脳溢血《のういっけつ》（脳梗塞、脳出血）や心筋梗塞をおこしやすいのですが、問題は血圧ではなく、動脈硬化やストレスです。血圧は加齢にともなって少しずつ上がっていくのは正常なことです。

「年齢＋90㎜Hg」までは、症状がないのであれば様子を見てもいいと、私は考えています。

薬で下げすぎた場合、血流障害のため、認知症や全身の細胞の機能障害がおこることがあります。実際に、高血圧の薬を飲み始めたと同時に認知症の症状が進み、やめた途端に改善した、という患者さんがいらっしゃいます。ただし、最大血圧が200㎜Hgを超える場合や、ほかの合併症がある場合は、一時的に薬が必要になることもあります。

まずは、自然に沿った食事により動脈硬化の原因をとり除きます。そしてストレスを減らし、適度な運動をしたり、睡眠を十分にとったりし、規則正しい生活リズムを整えれば、ほとんどの症状は改善していくでしょう。

血糖の高い状態が
血管にダメージを与える糖尿病。
免疫力も低下し、感染症にもかかりやすくなる

糖尿病は、血糖値が高くなる病気です。原因は、膵臓《すいぞう》から分泌されるホルモン「インスリン」の量の不足や、分泌されていても作用しないこと。インスリンには、糖を細胞内に送り込むことにより血糖値を下げる、という大事な働きがあるのです。

糖尿病には、自己免疫疾患などにより、膵臓からインスリンがまったく出なくなる1型（全体の5％ほど）と、生活習慣病の2型（全体の90％以上）がありますが、ここでは、2型糖尿病について説明します。

2型の多くは、砂糖や精白パンなどの高ＧＩ値食品（食品が体内で糖にかわり、血糖値が上昇するスピードの速いもの）や、炭水化物のとりすぎが原因です。それらにより膵臓が疲弊します。膵臓から出る〝一生分のインスリン〟を使いきると、自分の力で血糖を下げられなくなるのです。ほかにも、冷えや運動不足による糖の利用の低下や、ストレスや働きすぎによる交感神経の緊張も影響します。交感神経の緊張により、アドレナリンが分泌されると血糖値が上昇します。さらに顆粒球（白血球の一種）が増加し、活性酸素が増えることで膵

臓がダメージを受けます。いっぽう、副交感神経は抑制されるので、インスリンの分泌抑制がおこり、血糖値が高い状態が続きます。ちなみに、血糖が高いこと自体による症状はほとんどありません。はじめは、糖を尿とともに大量に排出するため、「のどが渇く」「多尿」などの症状が出現します。進行すると「異常な空腹感」「やせ」「倦怠感」「かゆみ」などが出て、また、高血糖では免疫力が低下し、膀胱炎、肺炎などの感染症にかかりやすくなります。

腹八分目、玄米、全粒粉、そして運動……

糖尿病の問題は、その症状よりも合併症の発生の有無にかかっています。腎障害（人工透析の原因としてもっとも多い）、網膜症（眼底出血による失明）、神経障害（しびれ、麻痺、排尿障害など）が3大合併症です。

さらに、足壊死、動脈硬化、高血圧、脳梗塞、心筋梗塞、認知症など、多くの病気を引きおこします。糖尿病がさまざまな病気を引きおこす理由は、血糖の高い状態が血管にダメージを与えるからです。糖尿病は血糖値というより「血管の病気」と言ってもいいでしょう。

新型コロナウイルス感染症も、血管の問題が最大のリスクになっています。注射や薬で血糖値を下げることはあくまで対症療法にすぎず、血管のケアをしなければなりません。

食生活では、「腹八分目」や「一物全体食《いちぶつぜんたいしょく》」など、基本の食生活を心がけましょう。「一物全体」とは、生きているものはすべて丸ごとで完全であり、かつバランスがとれているという意味で、食材は丸ごと全体をいただこうというのが「一物全体食」の考え方です。

何より、食べることは、生きものの「いのち」をいただくという行為になります。たとえば、米なら精米した白米ではなく玄米が、パンや小麦粉なども精白粉ではなく、できるだけ全粒粉を使ったほうがいいでしょう。野菜の皮や根は、なるべく捨てないで積極的に利用します。精製塩や精製された食品は、ミネラル、食物繊維、ビタミンなどの栄養成分が激減しています。精製食品をとると、それ自体の消化・吸収のためのビタミン、ミネラルが足りないため、骨やほかの臓器からもってくる必要があり、全身に負担をかけることになります。ストレスはためないようにし、こまめに体を動かしたり、運動をしたりするなどして、体を温めてください。

極端な食事制限はストレスを助長します。糖質制限食も耐糖能（インスリンの作用能力）の低下を招くため、特殊な場合を除いておすすめできません。「甘いものはとっていない」とおっしゃる患者さんがいますが、加工品やファストフード、清涼飲料水には、想像以上の砂糖や添加物が使われており、知らず知らずのうちに摂取していることも多いものです。子どもの糖尿病や肥満も増えています。できるだけ自然に沿った手づくりのものを食べるようにしましょう。

コレステロール値は薬で下げすぎてはいけない。食事から適度なコレステロールをとることが必要

血中の脂質の異常を「脂質異常症」といい、とくにコレステロールや中性脂肪が多すぎる状態になる病気です。脂質異常症には、その原因によっていくつかの種類に分かれますが、ほとんどは「高コレステロール血症」であり、高カロリー、高脂肪の食事や運動不足などの生活習慣によるもの。加齢や閉経なども原因になります。なかには「家族性高コレステロール血症」のように、遺伝が関係する病気もありますが、遺伝での発症率は低く、500人ほどにひとりです。

脂質異常症はそれだけでは症状がなく、検査の値で診断されます。

●LDLコレステロール140㎎／dl以上

●HDLコレステロール40㎎／dl以下

●中性脂肪150㎎／dl以上

ほかの病気がない場合、これらいずれかを満たした場合、高コレステロール血症とされています。ＬＤＬコレステロールは、いわゆる悪玉コレステロールで、ＨＤＬコレステロールは、善玉コレステロールなどと分けられています。ただ、コレステロールは１種類しかなく悪玉も善玉もありません。「悪玉」「善玉」ではなく、総コレステロール値で判断することをおすすめします。

日本での長期かつ大規模疫学研究である「日本脂質介入試験（Ｊ－ＬＩＴ）」で、コレステロールと寿命の関係について、衝撃的なデータが報告されました。予想に反して、日本人ではコレステロール値が高いほど、心疾患、心筋梗塞や脳卒中などの血管疾患、がんになりにくく、死亡率が低下するとはっきりしたのです。

ただし、総コレステロール値２６０㎎／dl以上になると、さすがに血液ドロドロの影響が出てくるためか、死亡率が上昇に転じます。さらにコレステロールは胆汁から排出されるため、胆石のリスクも上昇します。

コレステロールは感染症に働くビタミンDの原料

従来の医学的な常識では、

「コレステロール値は低いほどいい」

という考えでしたが、実際は逆に、低いほど死亡率が高くなります。

コレステロールは生体膜の構成成分であり、ビタミンD、ステロイドホルモン、胆汁酸などの生合成原料としてなくてはならないものです。

新型コロナウイルスなど、感染症に対してもビタミンDの働きがとても重要です。つまり、食事などから適度にコレステロールをとる必要があるということ。そして、薬などで値を下げすぎてはいけないということです。

「腹八分目」で自然に沿った食事を守り適度な運動をしていれば、コレステロール値も適正値になり、健康に過ごすことができます。

なかでも、腹八分目の大切さは明白です。食べすぎると、消化や吸収、代謝が追いつかず、消化管が疲れ、胃腸や膵臓、肝臓に負担がかかります。食べものに含まれる添加物、農薬などの化学物質、毒物も蓄積します。また、消化管に血流がとられることにより、全身の冷えにもつながり、免疫力が低下します。血糖値の急激な変動により、ストレスに対処する副腎が疲れ、精神的にも不安定になるのです。

がんは長年の免疫力の低下が招く。生活習慣を根本からあらため、抵抗力、免疫力、解毒力などを高める

がんの原因にはさまざまなものがありますが、もっとも重要なのは過度の「ストレス」と「冷え」だと考えます。

心身のストレスによる交感神経の過緊張で、活性酸素が増加し、がんができやすくなるいっぽう、がんの排除にもっとも重要な働きをする白血球の一種である「リンパ球」は減少します。また、がんは熱に弱く、逆にリンパ球は38〜39度台でもっとも強力に働きます。いずれにせよ、がんは不自然な生活の積み重ねによって発症するものと言えます。

人間の体は、細胞からできています。およそ37兆個あるといわれていますが、がん細胞は、正常な成人でも、毎日数千〜数万個は発生しているとされています。

たとえがん細胞が発生しても、通常の免疫力（おもに自然免疫系のＮＫ細胞と獲得免疫系の細胞性免疫）があり、排除できていればまったく問題になりません。現代の通常の検査では、がんが発見できる大きさになるためには、「数年から20年ほど」を要すると考えられています。つまり、がんが発見されたということは、これまでの長い間、免疫力が弱まってい

たことになります。

現代生活はたくさんの環境毒にまみれており、どんなに気をつけていても完全に排除することは不可能です。これらをとらないように努力をすることも必要ですが、それ以上に、抵抗力、免疫力、解毒力などの自己軸を高めることが、より重要になります。

がんは全身病。全身の免疫力の回復が必要

すべてのがんで、必ずしも早期発見、早期治療が死亡率を減少させるわけではありません。自然と消えるものや、生涯悪さをしないものなど、治療が不要ながんもあります。西洋医学では、手術、抗がん剤、放射線治療といった3大療法がすすめられます。これらは他者軸の対策であり、いずれも自分の力である免疫力を極端に落とします。ただし、3大療法にも意味がないわけではなく、早期のがんに対する手術や抗がん剤が効きやすい白血病など、治療が有効な場合もあります。

またそれらの治療は、一時的にでも進行をおさえ、生活や考え方を改善するための時間をつくるという意味もあります。手術を受けても、がんになったという根本の体質を改善できたわけではないので、食事などの生活習慣を根本的に正していくことが必要です。

がんは心身を含めた生き方全体の問題なのです。たとえば胃がんなら、胃腸を切除して終

わりではありません。がんの原因をとり除き、心身の状態を回復する必要があります。きびしい言葉かもしれませんが、がんができたのは必然です。生活の誤りに気づかせてくれたのです。

がんに特効薬や特効治療はありません。まずは基本の食事、規則正しい生活により、がんに対処できる自分の状態を整えましょう。心の状態もとても大切です。がんを恐れず、これまでの生き方を見つめ直し、感謝する心をもちましょう。自分が本当にしたいことに向き合うことも大切です。そして、周囲のサポートを積極的に受けましょう。

ほかにも、断食、少食、体を温める、働きすぎやストレスを減らす、適度な運動、深い呼吸、入浴、笑いなど、副交感神経を優位にする生活を工夫してみてください。

骨粗しょう症の予防や治療は薬に頼らない。カルシウムよりもビタミンDが重要で、自然な食事、運動と日光浴を心がける

骨粗しょう症とは、骨密度が低下し、骨がスカスカにもろくなった状態のこと。骨粗しょう症の潜在人口は、1300万人規模（そのうち女性が4分の3以上）になるといわれています。

骨粗しょう症になると、骨が変形したり、骨折したりして、激しい痛みを感じます。かたい骨であっても、生きている細胞からできており、つねに生まれ変わっています。新しい骨をつくる細胞は「骨芽細胞《こつがさいぼう》」、古くなった骨を吸収する細胞は「破骨細胞《はこつさいぼう》」です。女性は閉経を過ぎると、女性ホルモンの分泌が低下し、骨芽細胞の働きも低下します。そのため、骨粗しょう症は年配の女性に多く見られるのです。

戦後、一貫して日本人のカルシウム不足が指摘され続けてきました。しかし、カルシウムを多くとれば骨が丈夫になるということはありません。骨の形成にカルシウムだけが関与しているわけではないからです。カルシウム以外に、少なくともリン、マグネシウム、コラーゲン、ビタミンC、ビタミンDなどが関与しています。

また、重力、運動、紫外線、副甲状腺ホルモン、甲状腺ホルモンなども影響を与えます。
これらが複雑に関係して骨の強さが決まりますが、あえて優先順位を推定すると、

1＝重力に対して体を支えること
2＝運動を適度にしていること
3＝日光浴をすること
4＝ビタミンDをとること（さらにビタミンDがつくられ、働ける環境を整える）
5＝カルシウムが十分にあること

という順位になります。

重力については、宇宙飛行士が無重力状態で長期間生活すると、極端に筋力や骨密度が低下することからわかった事実です。普通の人であれば、寝たきりを防ぎ、無理のない運動をすることが重要になります。

ビタミンDは、カルシウムの吸収や再吸収を促進、破骨細胞をおさえ、骨芽細胞の働きを助けます。食事よりも日光浴で多く産生されます。

これらや、サプリメントでとるビタミンDはそのままでは働かず、肝臓や腎臓で代謝されて活性型になる必要があります。この活性型のビタミンDは、腸内細菌の多様性が大きい人

ほど多くなります。また、ビタミンDは、さまざまながんや心臓病のリスクを下げ、新型コロナウイルスの検査陽性の率や、重症化の率も下げることがわかってきました。

カルシウムはサプリメントや牛乳、乳製品などから大量にとるよりも、小魚や海藻、野菜などからとることをおすすめします。高いGI値の食品など、骨をもろくする食べものに注意することも大切です。

日光のもとでウォーキング、ジョギングを

現在、骨粗しょう症の治療によく使われている薬は、破骨細胞の活動を阻害させ、骨の吸収を防ぐ「ビスホスホネート製剤」ですが、顎骨壊死《がっこつえし》という重篤な副作用が有名です。また、動物実験により、10年以上の長期の使用にて「骨肉腫にいたった」という報告もあります。

つまり、骨粗しょう症の予防や治療においては、薬に頼らない方法がいいでしょう。

まずは、腸内細菌の状態をよくする自然に沿った食事を心がけましょう。とくに閉経後の女性は、適度な運動と日光にあたることが重要ですから、ウォーキングやジョギングなどを日常的に行うことをおすすめします。

うつ病の改善には、薬よりも食生活。一汁三菜の食事で冷えを改善し、腸内細菌の働きを活発に

日常生活において気持ちが落ち込んだり、だれにも会いたくない気分が続いたりすることは、よくあるでしょう。通常は数日もすれば回復しますが、いつまでもこれらの強い「抑うつ」の状態が続き、日常生活に支障をきたすことが「うつ病」です。

うつ病は、もともとの性格に加えて、ストレスや身体的な病気、環境の変化などが重なっておこると考えられています。西洋医学では、うつ病は脳内の神経伝達物質であるセロトニンやノルアドレナリンの減少でおこるといわれています。東洋医学では、「気のつまり(気滞)」と「強い冷え」が原因とされています。

「分子整合栄養医学」という考え方があります。生体の活動を分子レベルでとらえ、調節することで病気を治すという考え方ですが、そこでは「栄養障害」に注目しています。

うつ病は「低血糖」が深く関係すると考えられ、そのほかには、鉄、亜鉛、ビタミンB_6、アミノ酸(トリプトファン、チロシン)、ω《オメガ》－3系脂肪酸(DHA、EPA)の欠乏なども指摘されます。うつ病になりやすい人の性格には、

●まじめで几帳面
●完璧主義で責任感が強い
●反面、気が弱く、いつも人目を気にしている

といった特徴があります。近親者の死、リストラ、結婚、出産といった人間関係や環境の変化、病気による体の不調、社会的責任や経済的負担、薬の副作用などが誘因としてあげられます。おもな症状は、落ち込みや憂うつ感。意欲や思考力の低下、自責感があり、自殺企図も見られます。また、強い冷え、不眠、倦怠感、頭痛、月経不順、性欲・食欲の低下などもあります。

抗うつ薬はすすめられない

西洋医学では、薬物療法、精神療法がなされ、十分に休養をとるように指導されます。薬物療法は抗うつ薬が中心ですが、おすすめできません。現在主流である「ＳＳＲＩ」（選択的セロトニン再とり込み阻害薬）は、短期的に症状が軽減しますが、じつは効果が定かではなく、かえってイライラや暴力性、自殺願望を増強させるなど、重大な副作用があります。

麻薬のように禁断症状が出やすいため、薬をやめることも困難です。現在では、精神科医でなくとも処方できるため、日常的に使われるようになっています。

「まごわやさしい」での食事を

うつ病の場合も、自然に沿った食事と規則正しい生活をおすすめします。冷えを改善し、腹式呼吸、適度な運動、日光浴、ストレスをためないことなども重要です。

よくサプリメントが推奨されますが、緊急で一時的に使用する以外は、栄養素はできるだけ食事からとるようにしましょう。腸内細菌が元気であれば、すべての必須アミノ酸、必須脂肪酸、ビタミン、ミネラルなどを産生するほか、セロトニンの産生も増加します。動物性食品は腸内環境には悪影響をおよぼします。腸内環境の改善のためにも、「まごわやさしい」をベースにして、食事を組み立てる工夫をしましょう。

「まごわやさしい」は、食品研究家で医学博士の吉村裕之先生が提唱されている食事法で、一汁三菜を目安に献立を考えます。具体的には、以下の食材が健康に役立つとされています。

ま＝まめ……大豆（みそ、しょうゆ、豆腐、納豆など）、小豆、えんどう豆、いんげん豆

ご＝ごま……ごま、木の実（松の実、ピーナッツ、くるみ、ぎんなんなど）

わ＝わかめ……海藻類（わかめ、こんぶ、ひじき、のり、あおのり、あおさ……）
や＝やさい……根菜、葉菜（キャベツ、青菜など）、果菜（なす、トマトなど）
さ＝さかな……小魚（しらす、あじ、いわし、さんまなど）、貝類、桜えび
し＝しいたけ……きのこ類（しいたけ、しめじ、えのき、きくらげ、エリンギ……）
い＝いも……さつまいも、里いも、じゃがいも、山いも、長いも

普段の食生活に、積極的にとり入れたいものですが、毎度の食事ですべてとることは難しいので、1週間くらいの間で、なるべくまんべんなくとれるように工夫しましょう。

「出す」ことは体を浄化する自然な作用。病気を治す方法のひとつ

病気の状態を、健康な状態に戻すために出てくるのが症状です。ですから、症状が出ることは悪いことではなく、病気が治るために必要なものなのです。症状のなかでも、とくに「出す」という反応は、体内にたまった有害なものを排出するデトックス（解毒）であり、体を浄化する自然の作用と言えます。

私たちの普段の生活のなかでも、生理的な浄化が行われています。

●便、尿
●汗、涙
●発毛、爪
●目やに、耳あかなど

女性では、生理や授乳があり、さらに出産は最大の浄化になります。本来は、出産するた

びに体が弱くなるのではなく、強くなるはずなのです。女性が男性に比べて平均寿命が長いのは、浄化の機会が多いことも関係するでしょう。

発熱、せきも、出して回復をうながすもの

病気のときの発熱、せき、痰《たん》、くしゃみ、鼻水、下痢、嘔吐なども、ほとんどが出すことにより、病気の回復をうながします。

せきは気道（気管や気管支）に詰まった痰などの異物を出すための症状です。これがないと、あっという間に痰づまりをおこし、肺炎になりかねません。同様に下痢や嘔吐も、食べた毒物や病原体など体に害をおよぼすものを出します。下痢や吐き気を薬で止めると、治りが悪くなることもあります。このように、出すことは浄化の反応なので、基本的にとめる必要はありません。

もちろん、西洋医学の薬がどのような場合でも必要ないわけではありません。つらい症状が強い場合は、症状を緩和する治療も必要です。西洋医学も上手に使いながら、柔軟に対処しましょう。

副腎疲弊がさまざまな病気のもとになる。精神的なストレス、食べすぎ、砂糖のとりすぎなども関係している

現代社会は、ストレス社会といわれます。ストレスには、家庭、仕事、対人関係の悩みなどの精神的なものもあれば、働きすぎ、食べすぎ、睡眠不足などの身体的なものもあります。また、添加物、放射能、薬、経皮毒などの化学物質も、外的なストレス要因のひとつです。

ストレスに対して体を守る司令塔は、腎臓の上の小さな臓器「副腎」です。副腎は、表面近くの「副腎皮質」と、内部の「副腎髄質《ふくじんずいしつ》」からなり、それぞれ「コルチゾール」（ストレスホルモン）と「ＤＨＥＡ」（抗ストレスホルモン）、「アドレナリン」（攻撃ホルモン）と「ノルアドレナリン」（不安・恐怖ホルモン）を分泌して、ストレスに対処します。

ストレスを感じたときの各ホルモンの反応を見てみましょう。

1＝ストレスを感じると、副腎髄質からアドレナリンとノルアドレナリンが出る

これで、すぐにストレスに対する臨戦態勢をとります。心臓がドキドキ、呼吸がハアハアし、心は怒りや不安、恐怖を感じている状態です。

2＝その後、副腎皮質からコルチゾール、DHEAが出る

血糖や血圧を上げ、ストレスに対応できる状態を維持しますが、同時に大量の活性酸素も増え、細胞にダメージを与えてしまいます。コルチゾールに連動してDHEAが出されると、コルチゾールの分泌量がもとの状態に戻り、体の酸化を防ぎます。

ストレスの持続は疲労の蓄積につながる

ちなみにストレスが長く続くと、コルチゾールがずっと出続けている状態で、DHEAの分泌が間に合わなくなります。すると活性酸素が増え、全身の疲れがとれずに蓄積します。そして、限界を超えてコルチゾールが必要量出なくなる状態を、「副腎疲弊（アドレナルファティーグ）」と言います。この状態は、精神的にも身体的にも、さまざまな不調をもたらします。

強い疲労感が特徴で、睡眠障害、性欲減退、精神的な不安定なども多く見られます。そのため、副腎疲弊は更年期障害やうつ病と診断されてしまうことがよくあります。全身の酸化による機能不全、免疫力の低下からアレルギー性疾患、自己免疫疾患、がんなどもおこしやすくなります。

副腎疲弊のおもな原因は精神的なストレスです。

予防のためには、ストレスに対する対処法を見つけることです。

●がんばりすぎない
●できないことは引き受けない
●人の助けを借りるなど、自分を追い込まない

こうしたことが大切です。

ストレス以外の重要な原因は、食べすぎや砂糖のとりすぎです。玄米などを中心に少食を心がけていれば、問題になることはありません。食べすぎ、飲みすぎなど、ストレス解消だと思ってやっていることが、むしろストレスを増大していることもありますので、注意しましょう。

いずれにしても、自然に沿った食生活を心がけ、規則正しい生活をおくることがいちばんの予防になります。

ビタミン、ミネラル、食物繊維などが不足する現代型の栄養失調が現代病を引きおこす。ただし、サプリメントに頼りすぎない

人類の長い歴史のなかで、かつては3大栄養素である糖質、たんぱく質、脂質が不足するという飢餓の状態＝「従来型の栄養失調」でした。ところが、日本を含む現代の先進国では「飽食の状態」を迎えています。3大栄養素は足りており、むしろとりすぎているいっぽう、それ以外のビタミン、ミネラル、食物繊維、フィトケミカルが相対的に不足するのが「現代型の栄養失調」です。このことが、現代病を引きおこす重大な要因になっています。

栄養素にはおもに以下の種類があり、それぞれに重要な役割があります。

- **糖質**……エネルギー源になる。糖鎖（細胞間の接着や情報伝達に重要）の原料にもなる
- **たんぱく質**……体の構成成分になる。酵素・生理活性物質の原料にもなる
- **脂質**……体の構成成分、エネルギー源になる。エネルギーの貯蔵をし、ホルモンやビタミンの原料にもなる
- **ビタミン**……栄養素の働きを助ける機能がある

●ミネラル……血液や体液の恒常性や機能を保つ
●食物繊維……腸の状態改善に重要。人は消化できない
●フィトケミカル……カテキン、リコピンなど、植物に含まれる抗酸化力のある化学物質

現代型の栄養失調がおこりやすい理由として、以下のことが考えられます。

1＝精製食品を多くとっている

精製された食品は、ビタミン、ミネラル、食物繊維などの栄養成分が激減しています。精製食品をとると、それ自体の消化・吸収のためのビタミン、ミネラルが足りないため、骨やほかの臓器からもってくる必要があり、全身に負担をかけることになります。

2＝農薬や食品添加物の摂取

この解毒のため体内でビタミン、ミネラルが消費されています。

3＝腸内細菌がダメージを受けている

腸内細菌からの供給が減るため、体内のビタミン、ミネラルの量が減少しています。

4＝地元で収穫された旬の野菜をとらなくなった

人の体（身）と住んでいる風土には密接な関係があり、その土地に住む人にふさわしい作物がふさわしい時期にとれます。また、旬の食べものには、旬ではない季節にとれ

るものより、何倍もビタミン、ミネラルが豊富です。

5＝植物に含まれるビタミン、ミネラルの量が激減

化学肥料や農薬の使用により、土の中の微生物がダメージを受けて、十分な量のビタミン、ミネラルを作物に供給できなくなったためです。

サプリメントは精製された化学物質

最近では、現代型の栄養失調に対して、サプリメントで補うという考えがあります。日本でも、さまざまな種類が販売されるようになってきました。しかし、サプリメントの多くが薬と同様に精製されたひとつの化学物質であり、製造過程にも不自然なものがたくさん使用されています。

体調不良に対して、一時的にとることはいいでしょうが、現代型の栄養失調に対しては、何よりも腸内環境を整えることが大切です。

そして栄養素は原則として、少量ずつでも食べものから工夫してとり、同時に日常生活全体を整えていくことをおすすめします。

「おわりに」にかえて

2020年、2021年と、日本では4回の緊急事態宣言が出された地域もあり、延長もくり返されて国民は近年では例がないほど強い活動の制限を受けてきました。旅行や外出自体の制限、移動の制限、学校が閉鎖され、飲食店も休業や時短営業。多くのイベントや祭り、集会なども自粛です。

現在でも国民のほとんどがマスクをつけ、密を避けたソーシャルディスタンスを守り、あらゆる店や公共施設での手指の消毒が徹底されています。

これらの感染対策により、「新型コロナウイルスの被害が海外ほどでない」「本来の感染者や死亡者の発生を大きく減らした」という意見もあると思います。

しかし、国民の生活に大きな影響をおよぼす行動制限や活動制限と、新型コロナウイルス感染症の感染者数の増減には大きな疑問が呈されているのです。まず、科学論文では海外で行われたロックダウンの効果に関しては、「大きな効果がある」というものと、「まったく効果がない」というものに二分されており、結論は出ていません。

ですから、ここでは論文を紹介するのは控え、いくつかの事実だけから考察してみます。

大都市圏を中心としてくり返される緊急事態宣言と、それにともなうさまざまな活動の自粛にもかかわらず、流行の波（検査陽性者数の増加）はとまりません。流行がくり返されるたびに数は増加し、現在この本を執筆中の2021年8月14日の新規陽性者は2万3557人となり、累計では110万人（その後、9月1日に150万人）を超えました。感染拡大第5波の最中であり、これまでになく感染者数が大幅に増加しています。

緊急事態宣言は、なぜ効果がないのか

緊急事態宣言や、まん延防止等重点措置などの施策が有効であるならば、なぜ感染拡大がおさまらないのでしょうか。このことから、マスクや消毒、ソーシャルディスタンスなどの効果は薄いということになります。

こうした状況下で、私が感じていることをあげてみます。

●すべての緊急事態宣言は、感染のピーク直前か、ピーク後に発出している

緊急事態宣言に効果を認めているのなら、発出後、陽性者が減少に転ずるまで、2週

間ほどのタイムラグがなければならないと思います。

●アジアと欧米の致命率（死亡率）の違い

アジア諸国と欧米諸国では、新型コロナウイルスによる死亡者数に大きな違いがあります。その違いはなんと数十~数百倍にもなります。しかし、アジア諸国は欧米諸国に比べ、ロックダウンの程度もゆるく、活動の制限もさほど強く行っていません。

私はグーグルの位置情報から、感染の第1波での活動の自粛と致命率（死亡率）の関係を調査しました。すると、日本は欧米諸国に比べ緊急事態宣言の発動も1か月ほど遅れ、ほとんど活動制限をしなかったスウェーデン並みの自粛率でした。

それなのに、日本の何倍もがんばって活動を自粛した欧米諸国のほうが、一時期は、日本の50倍から100倍も高い致命率（死亡率）になっていたのです。しかも、ヨーロッパのなかでも、あまりきびしいロックダウンなどを行わなかった数少ない国・スウェーデンでは、ほかの欧米諸国と比べてとくに致命率（死亡率）が高いわけではないのです。

イギリスも、マスクの着用やあらゆる制限をしない規制撤廃を2021年7月19日から実施しましたが、陽性者数は一時、増加したものの、減少傾向にあります。

つまり、感染流行として示される感染者の増減は、通常は大きな波を描くように急速に増加してその後、低下するように推移していきます。これはロックダウンや活動の制限によるものではなく、感染症としての自然な経過であると考えられるのです。

医療崩壊はなぜ、おきているか

いっぽうで、感染流行の波がくるたびに、「医療崩壊」が声高く叫ばれています。そこで、医療崩壊についても、私の考えをお伝えしておきます。

医療崩壊とは、明確な定義はありませんが、本来であれば受けられる医療が、新型コロナウイルスに対応していることで、提供できなくなる状態と考えていいでしょう。

結論を先に言いますと、日本での医療崩壊は新型コロナウイルス自体ではおきません。理由を説明していきます。

日本は、人口あたりのベッド数が世界でもっとも多い国です。欧米諸国の4〜5倍にもなります。一例としては精神科のベッドも多いのですが、一般の重症者に対応する急性期病棟も十分な数があります。

そして、日本の新型コロナウイルスにおける致命率（死亡率）は、欧米諸国の数十分の1です。日本の数十倍の死亡者数を出していて、人口あたりのベッド数もはるかに少ない欧米諸国では、限られた一部を除いて医療崩壊は発生していません。

また、インフルエンザの超過死亡で、半年余りの間に4万〜5万人近くが亡くなった年も含めて、日本では未だかつて医療崩壊がおきたことはありません。肺炎では、現在でも年間10万人近くが亡くなっています。新型コロナウイルスは1年間で約8000人、1日の新規陽性者数が2万人を超えた8月14日までの累計でも、死亡者数は1万5393人ですので、単純に考えて医療崩壊はおこりません。

つまり、日本では新型コロナウイルス自体の問題での医療崩壊はおこり得ません。にもかかわらず、今の日本では、「このままでは助けられるいのちまでも救えなくなる」と、叫ばれています。いったい何がおこっているのでしょうか。

そこにも理由があります。今発生している医療崩壊は、医療システム上の問題なのです。というのも、新型コロナウイルス感染症に対して、「特別で過剰な扱いをしている」からなのです。そのためにおこっています。つまり医療制度上の問題と、新型コロナウイルスを過剰に恐れることが原因なのです。

「二類感染症相当」から「五類感染症」への変更で解決する

最大の理由は、新型コロナウイルス感染症が、実態があきらかになってきた今現在もなお、国が定めている感染症法（感染症の予防及び感染症の患者に対する医療に関する法律）の「二類感染症相当」に分類されているために、一般のベッドで新型コロナウイルスの患者さんを診ることが困難であり、一部の医療機関にのみ集中しているからなのです。

日本では、感染症を専門とした病院は少なく、もともと、結核病棟を除けばわずかに2000ベッドほどしかありません。感染流行にともない拡大はしつつあるものの、わずかなベッドに次から次へと患者さんを入れていけば、あっという間に医療崩壊をおこします。

ですから、新型コロナウイルスを季節性インフルエンザと同じ「五類感染症」に分類すれば、ほぼすべての医療機関で診療や入院が可能になるため、医療崩壊の問題は解決します。

新型コロナウイルスの登場により、世の中が大きく変わりました。いわゆる新しい生活様式を続けることは、自由な人間活動（自己軸）のあらゆる面に制限をかけることであり、人間の存在の根本を否定するものです。すべての人が、心身ともに喜びをもって生きられる社会になることを願います。本書を、生きることの本質を見つめる、きっかけにしていただければ幸いです。

最後になりましたが、本書を出版する機会を与えてくださった、講談社ビーシー書籍出版部の出樋一親さんと沢田浩さんに深謝いたします。

2021年9月　本間真二郎

私たちの健康を根本から支える「腸内細菌」の働き

私たちの体内には、腸内細菌が1000種類以上、総数にして100兆個以上いるといわれ、これら全体を腸内細菌叢《ちょうないさいきんそう》と言います。

腸内細菌の本来の役割

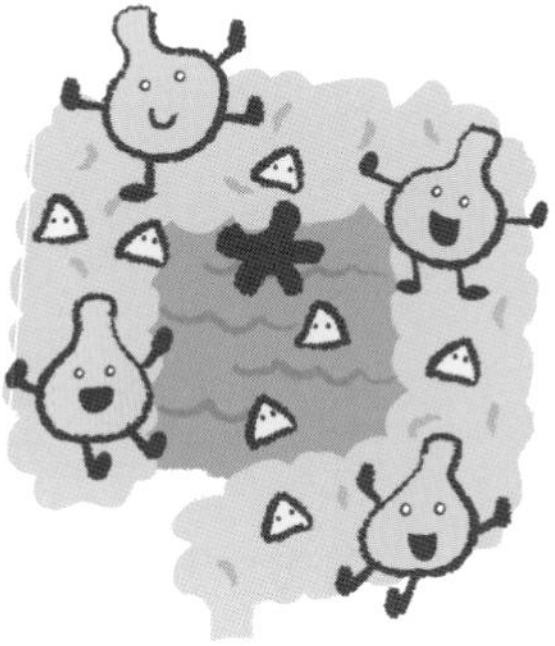

- ●病原菌の侵入を防ぐ。
- ●食物の消化、吸収を助ける。
- ●必須アミノ酸、必須脂肪酸、ホルモン、ビタミン、ミネラルといった栄養素を供給する。
- ●有害物質（農薬、添加物、発がん性物質、放射能など）を分解する。
- ●免疫を活性化させ、感染を防ぎ、炎症、アレルギー性疾患などを抑制する。
- ●神経伝達物質の産生を助け、神経系や、大脳活動を調節する。
- ●腸管運動を調節し、下痢や便秘を予防する。
- ●腸管以外の臓器の機能を活性化させる。
- ●脂質代謝を活性化させる。
- ●酵素を活性化させる。
- ●摂取できない食物繊維を分解する。
- ●短鎖脂肪酸を産生し、エネルギーを供給する。

腸内細菌の状態が悪くなると表れる症状や体内の変化

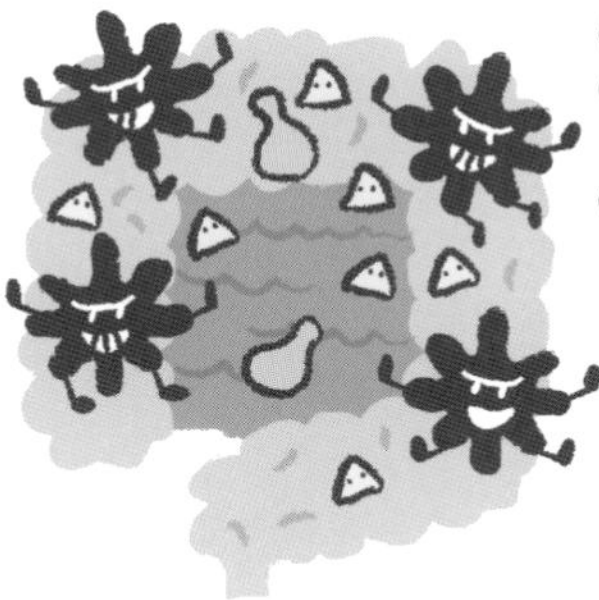

- ●腸内の腐敗を進め、下痢や便秘を起こす。
- ●発がん性物質をつくる。
- ●アンモニア、硫化水素、インドールなどの有害物質をつくる。その結果、腸管や腸内細菌にダメージを与え、肝機能障害につながる。
- ●免疫力を弱める。
- ●動脈硬化、高血圧、がんなどの慢性炎症を引きおこし、さまざまな病気の原因をつくる。
- ●腸の粘膜が慢性的に損傷を受けることにより、バリア機能が低下し、細菌、ウイルス、毒素、未消化の食べものなど、さまざまな有害物質が体内に漏れる状態を引きおこす。リーキーガット症候群（LGS※）といい、さまざまな病気の原因をつくる。

  ※アレルギー性疾患、下痢や便秘などの消化器障害、リウマチ、片頭痛、更年期障害、子宮筋腫、うつ病や自閉症、発達障害などとの関連も。

著者紹介

本間真二郎 ほんま しんじろう

医師。七合(ななごう)診療所所長。

1969年、北海道札幌市に生まれる。札幌医科大学医学部を卒業後、札幌医科大学附属病院、道立小児センター、旭川赤十字病院などに勤務。2001年より3年間、アメリカのNIH(アメリカ国立衛生研究所)にてウイルス学、ワクチン学の研究に携わる。帰国後、札幌医科大学新生児集中治療室(NICU)室長に就任。2009年、栃木県那須烏山市に移住し、現在は同市にある「七合診療所」の所長として地域医療に従事しながら、自然に沿った暮らしを実践している。家族は妻と一男一女。

近著に『感染を恐れない暮らし方　新型コロナからあなたと家族を守る医食住50の工夫』(講談社ビーシー/講談社)、『病気にならない食と暮らし』(講談社ビーシー)、『医師が実践する病気にならない自然な暮らし』(マキノ出版)、『おうちでケアする決定版　あかちゃんからのかぞくの医学』(クレヨンハウス)などがある。

本間真二郎オフィシャルサイト「自然に沿った暮らし研究所」

https://shizenha-ishi.com/

新型《しんがた》コロナ

ワクチンよりも大切《たいせつ》なこと

2021年10月 6 日　第 1 刷発行
2022年 3 月30日　第 3 刷発行

著者　本間真二郎《ほんましんじろう》
発行者　出樋一親/髙橋明男
編集発行　株式会社講談社ビーシー
〒112-0013 東京都文京区音羽1-2-2
電話　03-3943-6559(書籍出版部)
発売発行　株式会社講談社
〒112-8001 東京都文京区音羽2-12-21
電話　03-5395-4415(販売)/03-5395-3615(業務)
印刷所　豊国印刷株式会社
製本所　牧製本印刷株式会社

KODANSHA

装丁・本文デザイン　坂井正規(坂井デザイン事務所)
イラスト　石山綾子
写真　半田広徳
本文DTP・図版　ニシ工芸株式会社
校閲　ケイズオフィス
編集　沢田浩(講談社ビーシー)

ISBN 978-4-06-524810-2